MEMÓRIAS POÉTICAS, MUSICAIS E... PETROLEIRAS

José Ricardo Gonçalves

Editora Verso

Editora InVerso
© 2018. Editora Inverso

R. Clóvis Bevilaqua, 352 – Cabral – Curitiba-PR
80035-080 – Tel.: (55 41) 3254-1616 – 3538-8001
editorainverso@editorainverso.com.br
www.facebook.com/editorainversoo
www.editorainverso.com.br

Coordenação Editorial
Cristina Jones
Editora InVerso

Capa
Adriane Baldini

Diagramação
Carlos W. Jorge

Dados internacionais de catalogação na publicação
Mona Youssef Hammoud - CRB/ 9ª -1393

G635m GONÇALVES, José Ricardo. **Memórias poéticas, musicais e... petroleiras.** Curitiba: InVerso, 2018
260p. 15x21cm

ISBN: 978-85-5540-139-8

1. Literatura brasileira. 2.Autobiografia.
I. Título

CDD. B869.94

Neste livro, foi mantida a ortografia da língua portuguesa original nas obras poéticas e no texto.
Revisão do autor.

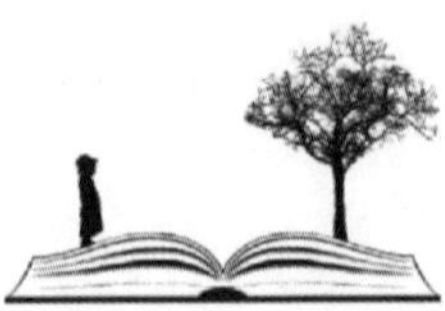

À Netinha

ÍNDICE

AGRADECIMENTOS

Em Primeiro Lugar, ao Grande.·. Arquiteto.·. Do.·. Universo.·., que é Deus, pois, sem Ele, nada disso teria sido possível!!!

À Netinha, minha Esposa, pois sem ela, a História descrita nesse livro não teria o menor sentido!!!

À "Cumadre" Estherzinha, que foi a minha maior Incentivadora para que eu publicasse, em verso e prosa, essa experiência de vida, e que também escreveu o Prefácio às Memórias Poéticas!!!

Ao "Cumpadre" Maikel Monteiro, que, além de ser um grande Exemplo, foi meu Incentivador na pesquisa das diversas Duplas, Compositores e Violeiros que fazem parte do site **www.boamusicaricardinho.com**, e que também escreveu o Prefácio às Memórias Musicais!!! Além disso, o "Cumpadre" Maikel também apresenta o programa "Brasil Caboclo" na Rádio Paraná Educativa (AM 630 kHz), em Curitiba-PR, programa esse que é dedicado à Preservação da Memória da Música Caipira Raiz, com excelente Programação Musical e importantes explicações sobre as respectivas Músicas, Intérpretes e Compositores!!! O "Cumpadre" Maikel também é o Autor do excelente livro "Dossiê As Galvão" (também pela Editora InVerso) que retrata com fidelidade a Trajetória Musical da maravilhosa Dupla Caipira formada pelas Irmãs Galvão!!!

Ao Mestre Oni Arruda Figueiredo, Engenheiro de Petróleo e Gerente na Petrobras, no POLO-SAN, na Cidade de Santos-SP, pois, sem ele, a Minha Tão Sonhada Transferência para a Bacia de Santos jamais teria se concretizado!!! Ele também escreveu o Prefácio às Memórias Petroleiras!!!

Aos "Cumpadres" Ramiro Vióla e Pardini, que formam uma excelente Dupla Caipira Raiz, em Botucatu-SP, e que também me ajudaram na elaboração do site!!!

Ao "Cumpadre" Luiz Viola, excelente Desenhista e também Estudioso da Música e da Cultura Caipira, de um modo geral, e que também me ajudou bastante na elaboração do site!!!

Ao "Cumpadre" José Francisco da Silva que, junto com o "Cumpadre" Maikel Monteiro, apresenta o programa "Brasil Caboclo" na Rádio Paraná Educativa (AM 630 kHz), em Curitiba-PR. O "Cumpadre" José Francisco também me ajudou bastante na elaboração do site!!!

Ao "Cumpadre" Paulo Moura Castro que foi também um Colaborador que viu meu site "nascer e crescer", em seus primórdios, já que seu site www.tonicoetinoco.com.br (que homenageia a Dupla "Tonico e Tinoco" e também Cornélio Pires) esteve entre as primeiras e principais referências às quais consultei, quando do início da elaboração do meu site!!!

Ao "Cumpadre" Léo Carreiro (Leomar) de Mariópolis-PR, pois ele confirmou que eu sou Caipira, mesmo tendo nascido na "Cidade Grande"!!!

Aos "Cumpadres" Pedro "Pinho" Lemos, Margaret Lemos, Chico Lobo e João Araújo, pelo Prêmio Rozini de Excelência da Viola Caipira, que me foi conferido, no início de 2011, na Categoria "Sites"!!!

Ao "Cumpadre" Roldão Bueno, que apresenta o programa "Casa de Caboclo", na Rádio Integração (AM 1380 kHz) de Toledo-PR, riquíssimo em Jóias Musicais do Repertório Caipira Raiz, além de importantes informações sobre as respectivas Músicas, Intérpretes e Compositores!!!

A todos os Radialistas e demais Estudiosos que defendem "com unhas e dentes" a autêntica Música Caipira Raiz e que também ajudaram na elaboração e desenvolvimento do site!!!

Ao Compositor Gustav Mahler, embora eu não o tenha conhecido pessoalmente, já que ele partiu para o Oriente Eterno 50 anos antes de eu ter chegado a esse mundo, mas que compôs as mais belas e monumentais Sinfonias, às quais fazem com que eu o considere o meu Compositor Preferido!!!

À Professora Dona Onda Salles Pacheco, que foi a "Professorinha" do meu Primeiro e Segundo Ano Primário, no Grupo Escolar Brás Cubas, em Santos-SP, em 1968 e 1969!!!

À Professora Cecília, que me deu aula de Língua Portuguesa e Literatura Brasileira, no SENAI! Ela teve a "paciência" de ler diversos poemas meus e corrigir erros de linguagem que eu cometia bastante, na época.

Aos meus Pais que, em momentos diversos foram "Heróis" e "Vilões", mas que, despretensiosamente, tornaram bastante "movimentada" essa História...

Aos Atletas da Equipe Sai Da Frente que estão sempre comigo e com Netinha na prática da Atividade Física!!!

Aos Mestres.·. Ricardo Alexandre Ramos.·., João Belchior.·., Denys Fernando Ramos.·., Allan Alencar.·., Sérgio Arantes.·. e Amauri da Silva de Paula.·., que tornaram possível a minha Iniciação, em 2009 e que continuam sendo meus Mestres.·., em meu Aprendizado, nessa maravilhosa Escola, que é a Maçonaria.·.!!!

Ao Mestre Sílvio Santisteban, meu Professor de Violão e Virtuose no Tradicional Instrumento Musical Brasileiro!!!

Ao meu Violão à minha Flauta Doce, pois foram e continuam sendo de fundamental importância no meu Aprendizado Musical!!!

À Rádio Cultura FM (103,3 MHz), da Fundação Padre Anchieta, de São Paulo-SP, que é a minha Emissora Preferida com bastante Música Erudita em sua Programação, e que foi e continua sendo importantíssima para o Desenvolvimento do meu Gosto Musical!!!

Prefácio às *Memórias Poéticas*

Por Esther Rocha

Conheci José Ricardo Gonçalves, a quem chamo Ricardinho, no dia 06 de Setembro de 2009 na Cidade Maravilhosa, por ocasião da realização da Meia Maratona Internacional do Rio de Janeiro, na qual Netinha, sua esposa também participara. Reencontramo-nos muitas vezes e acompanhei de perto sua história, bem como as narrativas deste livro antes mesmo dele escrevê-lo.

Foi então que durante o processo da sua não querida aposentadoria, isto porque seus três últimos anos na Bacia de Santos foram os mais maravilhosos de sua carreira, que então surgiu a conversa e o incentivo da escrita do livro, o que já era seu anseio.

Sinto-me profundamente honrada em prefaciar o livro de uma pessoa tão querida e que muito me diverte. É impossível estar com Ricardinho sem rir de suas anedotas e histórias inusitadas.

Há alguns anos li a entrevista de um editor que dissera qual era o fator mais importante na avaliação de um livro. Sua resposta pronta foi: "O autor, pois teria ele algo a dizer e a capacidade de fazê-lo bem? Mais importante ainda, é o autor um exemplo de vida das ideias expostas em seu livro?" Segundo este critério, este livro é importante porque o autor, o compadre Ricardinho é um homem altamente inteligente, habilidoso, divertido e bem sucedido em tudo o que faz.

Um livro biográfico muito bem escrito, fruto das experiências de um coração de estudante a um aposentado ativo, inserido no enredo pessoal, histórico, poético, divertido, muitas vezes romântico e completamente verdadeiro.

Gosto muito do seu livro, pois ao concluir a leitura continuo com a vontade de lê-lo repetidas vezes, pois sua narrativa é amigável e nos estimula a viver intensamente em meio aos poemas, as músicas e as suas incontáveis viagens. Escreve no que acredita inspirando e encorajando o leitor a refletir sobre a vida em meio a dores e conquistas.

Prefácio às *Memórias Musicais*

Por Maikel Monteiro

Todos nós temos missões a cumprir nessa existência chamada VIDA. As vezes as missões a serem cumpridas são difíceis, pesadas e achamos que não daremos conta, porém por outras vezes as missões a serem cumpridas são tão prazerosas que nem temos coragem de chamar de missão e sim de bálsamo.

Digo isso porque recebi o convite em forma de missão para prefaciar esse belíssimo trabalho "Memórias Poéticas, Musicais e...Petroleiras" do meu amigo, meu irmão RICARDINHO BOA MÚSICA, porém essa missão se enquadra na parte das missões prazerosas e aqui tentarei expressar em palavras o quanto esse amigo representa para mim.

Bom, é necessário que eu diga que estou prefaciando a parte das "Memórias Musicais". É isso mesmo, pois essa obra fantástica possui três prefácios, bem ao estilo do Ricardinho, não basta ser o cara, precisa ser diferente e eu adoro isso.

O grande Arquiteto do Universo ao criar seus filhos, os criou para ser uma única família, porém ao reencarnarmos no planeta Terra, torna-se impossível estarmos todos na mesma família, assim vamos sendo distribuídos pelo mundo afora, uns em Santos/SP, outros em Chapecó/SC e assim por diante. Logo mais a vida vai se encarregando de promover os encontros entre esses irmãos, e olha só que lindo, por não sermos da mesma família na Terra, Deus criou para nós um apelido tão legal por nome de AMIGO e é aqui que começa a nossa história de amizade.

Em 22/03/2003, logo após o Ricardinho ter criado e lançado o site www.boamusicaricardinho.com tivemos o primeiro contato por e-mail e nesse e-mail Ricardinho escreveu:

"Oi, Maikel Monteiro:

Você é uma das pesssoas que eu faço questão de ter o
endereço eletrônico anotado, pois sei do seu trabalho
pela Música Caipira Raiz.

Embora ainda não tenha tido oportunidade de sintonizar a emissora, sei que você é uma das poucas pessoas que trabalha por esse tipo de Boa Música Brasileira que está se tornando "algo elitista", assim como a Música Clássica!!

Mas, o que pouca gente gosta, é porque é bom, não é mesmo? (...)

(...) Sr. Maikel Monteiro: espero que goste do site!! Sua opinião sincera é importantíssima!!!
Aguardando retorno, antecipadamente agradeço!!

Ricardinho (José Ricardo Gonçalves)

Aguardo retorno!! Sucesso para você e para a Nossa Boa Música Brasileira e para a Nossa Música Caipira Raiz!!!"

Logo depois Ricardinho e Netinha vieram a Curitiba para nos conhecermos pessoalmente e desde essa primeira vinda já o convidei a participar do meu programa Brasil Caboclo pela Rádio Paraná Educativa AM 630 e lá ele já esteve por mais de uma dezena de vezes e muitas outras ainda virão, pois como sempre digo, o Ricardinho faz parte do programa.

Além dessa afinidade musical que temos, nos tornamos mais do que uma família, pois nesses pouco mais de 10 anos já participamos muito da vida um do outro, tanto que Ricardinho e Netinha para mim, minha esposa Juliana e nossos filhos são mais do que irmãos. Aliás, é importante destacar aqui a importância da querida Netinha, que com seu jeito extrovertido enriquece ainda mais o trabalho de pesquisa do Ricardinho, tanto que se tornou impossível falar de um sem citar o outro.

Bom, agora vamos falar sobre o motivo desse prefácio não é mesmo? Sou pesquisador da história da Música Caipira desde meus 12 anos, e assim como o Ricardinho, nasci na cidade e não na roça, mas tive muito contato com ela, com o povo da colônia, desde criança sempre gostei muito de ouvir Tonico e Tinoco, Irmãs Galvão, Cacique e Pajé entre outros e por gostar tanto de ouvir Música Caipira me tornei um pesquisador.

Quando o advento da internet ficou a nossa disposição, comecei a pesquisar por sites, ensaios, artigos e toda gama de material que pudesse ser disponibilizado na rede para fazer parte de meus estudos e pesquisas e nessa busca encontrei o site do Ricardinho que diferentemente dos demais se preocupava com a preservação musical e acima de tudo com a veracidade dos fatos, não era apenas um site de reprodução de artigos já escritos, aí então começamos a nossa jornada de parceria no campo da pesquisa.

Trocamos muitas informações sobre os grandes personagens da história da Música Caipira e com orgulho ajudei o Ricardinho a elaborar vários resumos biográficos, forneci material de áudio e fotográfico para compor o site, enfim, a pesquisa não pára jamais. Sempre que nos encontramos estamos trocando informações, dialogando e pesquisando juntos, um enriquecendo o outro e juntos mostrando o Brasil aos brasileiros. Afirmo que nós somos ricos por termos o Ricardinho como um de nossos pesquisadores mais ferrenhos em defesa da Música Caipira.

Ricardinho tornou-se uma referência na área da pesquisa e seu site é um dos mais concorridos canais de pesquisas e estudos, constando inclusive em várias referências bibliográficas e seu criador com muito mérito foi homenageado na categoria "sites" com o Prêmio Rozini de Excelência da Viola Caipira na noite do dia 18/01/2011 no Minas Centro em Belo Horizonte/MG, atestando ainda mais a importância desse caipira completo, pois para ser caipira não depende de uma questão geográfica, depende sim de uma questão de amor a sua terra, suas tradições e sua cultura e para corroborar essa afirmação, temos a prova de que o Ricardinho já pisou até na "bosta da vaca", transformando ele definitivamente em um caipira genuíno.

A importância do registro dessas "Memórias Musicais" é um marco para todos nós que podemos bater no peito e dizer com voz altiva..."Somos amigos do Ricardinho"

O que me resta a falar a você Ricardinho é que lhe admiro demais e rogo ao Grande Arquiteto do Universo que nos conceda muitos anos para juntos continuarmos nossas pesquisas, e a você leitor, espero que com a leitura desse "Memórias Poéticas, Musicais e...Petroleiras" você possa conhecer esse moço que vive entre poesias e desafios, que venceu muitas barreiras familiares, de preconceitos e profissionais mas que justamente por essa luta tornou-se uma referência, escreveu sua história com orgulho e que serve de inspiração para todos nós.

Avante RICARDINHO BOA MÚSICA, a cultura agradece sua existência.

Um grande beijo no seu coração, do seu amigo

Maikel Monteiro
Pesquisador de Música Caipira e Radialista
Curitiba/PR, 14 de Junho de 2018

Prefácio às *Memórias Petroleiras*

Por Oni Arruda Figueiredo

É com grande orgulho que escrevo sobre a história do autor atuando no mundo do petróleo, até porque tenho profunda admiração por suas qualidades diferenciadas, ressaltando que sua vida profissional foi escrita na empresa de economia mista Petróleo Brasileiro S.A. (Petrobras).

O José Ricardo (Ricardinho) chegou na Petrobras em 1984. Naquela época não existiam faculdades formadoras de engenheiro de petróleo, e a própria empresa se incumbia de qualificar engenheiros já formados, preparando-os através do Curso de Engenharia de Petróleo (CEP) em centro de ensino na Bahia. Ele participou do CEP-84, uma turma pequena constituída pelos melhores alunos das universidades brasileiras. Desde então se preparou e se tornou um profissional de conhecimento técnico consistente em sua área de atuação.

Se analisarmos o resumo do seu histórico na Petrobras, podemos desprender uma história bonita com muita dedicação ao longo de mais de 31 anos. Logo após a conclusão do curso de formação (CEP-84) foi transferido para Macaé, onde trabalhou offshore por anos a fio como engenheiro fiscal de operações de construção de poços submarinos, embarcando preferencialmente em sondas fixas, onde as condições de habitabilidade nunca foram as melhores quando comparadas com as sondas flutuantes (navios sondas e semi-submersíveis). O Polo Nordeste da Bacia de Campos foi seu destino frequente. Estas condições permitiram externar algumas de suas qualidades: cumpridor com resignação de suas tarefas, além de sua inquietude por agregar valor com muita disciplina operacional e humildade. Esta humildade pode ser entendida por muitos como uma falta de perfil adequado para ser fiscal, mas discordo destes que assim pensam. Ele sempre conseguiu ter o controle das equipes e ser um eficiente profissional na condução dos projetos recebidos.

Qualquer empresa precisa de profissionais engajados para atingir todas as suas metas. O negócio depende de estratégias e diretrizes, mas também daqueles profissionais que vão "carregar o piano", ou seja, vão se sacrificar para dar uma sustentabilidade em áreas que permitirão novos investimentos. Ricardinho é um destes profissionais. Mesmo quando preterido em promoções, nunca se abateu, nem diminuiu o esforço desprendido nem alterou sua conduta junto a seus pares.

Até que sua hora chegou e suas realizações reconhecidas. Em 2013 foi preciso reforçar o time de fiscais a trabalharem na exploração e desenvolvimento da produção de petróleo do Pré-Sal da Bacia de Santos, sendo ele transferido e aqui veio ajudar na transformação do sonho em realidade de muitos brasileiros, através da perfuração e completação em águas ultra-profundas. Ele, como tanto outros, ajudou a construir a história de sucesso da implantação e consolidação da unidade de produção localizada na cidade de Santos – SP, cidade natal de Ricardinho. Nestes embarques ele não era "um músico", era sim o maestro regendo toda a equipe de profissionais, finalizando poços que foram verdadeiras obras primas de altíssima produtividade.

Quão difícil encontrar profissionais de Ciências Exatas com a justa medida de sensibilidade e grande compositor de harmonias que propiciam a transformação de trabalho em prazer. A Petrobras teve esta felicidade, ao poder contar com nosso Ricardinho, um engenheiro músico sem par nesta categoria.

Obrigado por tudo. Você é um exemplo por sua humildade àqueles considerados craques, também pelo seu esforço e dedicação, sendo inspiração aos demais que não possuam essa alcunha, mas que continuam a trazer contribuições, preocupados com a otimização e compartilhamento de recursos, sendo verdadeiros multiplicadores das orientações recebidas e fazendo seu melhor com muita honestidade para engrandecer nosso país.

Você se aposentou sendo um profissional Sênior, isto é um Senhor Mestre na arte de construir poços.

Que esse livro seja uma fonte de sabedoria aos jovens e uma oportunidade aos não tão jovens de serem compositores de transformações interiores pelo bem comum.

Oni Arruda Figueiredo
Engenheiro de Petróleo Senior

CAPÍTULO 0

Introitus

Pois é, Pessoal!!!

Aproxima-se o dia 23/09/2016, data essa que promete ser "Prá Lá de Especial"!!!

Nessa data, eu deverei completar 32 Anos, 6 Meses e 15 Dias de Petrobras, ou seja, 32 Anos + Meio Ano + Meio Mês, já que eu assinei o Contrato de Trabalho no dia 08/03/1984 em Salvador-BA, onde realizei o CEP-84, e onde conheci minha Esposa (a Netinha)!!!

Nesse dia 23/09/2016, eu também deverei completar exatamente 3 Anos de Bacia de Santos, já que foi no dia 23/09/2013 que eu cheguei à Cidade de Santos-SP, para "saber as coordenadas"!!! Realizei então o Pré-Embarque no dia 24/09/2013 e, no dia 25/09/2013, concretizei o Meu Primeiro e Tão Sonhado Embarque nas Águas da Bacia de Santos, no NS-32, ainda em "caráter de empréstimo"!!!

Logo depois, aconteceu o meu Segundo Embarque na Bacia de Santos, que foi no NS-36, ainda em "caráter de empréstimo" e, poucos dias depois, com o Mobiliza-2013, realizei finalmente o Maior Sonho de Toda a Minha Carreira de Engenheiro de Petróleo: a Tão Sonhada Transferência para a Bacia de Santos, que finalmente se concretizou no final de 2013, após mais de 7 anos e meio de tantas negociações e tantas "negações"...

Após mais de 28 anos e meio na "velha" Bacia de Campos, eu passei a viver os Meus Anos Mais Felizes na Petrobras, tendo Realizado um total de 24 Embarques pelo POLO-SAN/CAMP-I, na Bacia de Santos!!!

E, além de tudo isto, estou, nesse exato momento, trabalhando no Oitavo Andar do EDISA, onde estou "Fechando com Chave de Ouro" a minha Carreira de Engenheiro de Petróleo!!! Aqui no Oitavo Andar do EDISA é onde fica o POLO-SAN; e o moderno Edifício fica no Bairro Histórico do Valongo, na minha Cidade-Natal, que é Santos-SP!!!

Nesse Bairro Histórico afloram inúmeras recordações de minha infância e ocorrem em mim os mais diversos sentimentos e emoções!!!

O Cheirinho do Café Torrado dos diversos armazéns que por aqui existem para a Exportação do Café é a "marca registrada" da minha Cidade-Natal e, em qualquer lugar onde eu esteja, quando sinto o cheiro característico da torrefação do café, eu comento que estou sentindo "cheiro de Santos-SP"...

Após um Estágio de 6 meses que realizei na Petroquímica União em Santo André-SP (Polo Petroquímico de Capuava), concluí meu Curso de Engenharia Química na Escola de Engenharia Mauá, em São Caetano do Sul-SP!!!

E, meu Primeiro Emprego é também o atual, na Engenharia de Petróleo da Petrobras!!!

Após a conclusão do Curso de Engenharia de Petróleo, o CEP-84, em Salvador-BA, foram mais de 28 anos e meio, nos quais predominaram as Completações e Intervenções em Sondas Fixas!!!

E, nesses quase Três Anos de Bacia de Santos, eu tive a Felicidade de conhecer um pouquinho do Maravilhoso Mundo de Perfuração, Águas Profundas, Pré-Sal, além da Felicidade de ter conseguido (antes tarde do que nunca!!!) a Tão Sonhada Transferência, cuja negociação levou mais de 7 anos e meio!!!

Muito obrigado mais uma vez, Mestre Oni e Mestre José Eduardo Garcia!!! Muito obrigado também GG Renato Pinheiro (Pinheiro, O Bom Engenheiro!!! E GG "Por Inteiro"!!!) Se não tivesse sido o Esforço de vocês, a Realização desse Sonho não teria acontecido jamais!!!

Tudo isso valeu a pena!!! E como valeu!!! Tudo foi Bastante Positivo!!! E foi também na Bacia de Santos que finalmente eu consegui a minha Promoção para Engenheiro Senior, após mais de 5 anos "topado" no "teto de Pleno"...

E será nessa data de 23/09/2016, data essa tão especial, conforme já comentei acima, e praticamente coincidente com o início da Primavera no Hemisfério Sul, que estarei "Fechando com Chave de Ouro" a minha

Carreira de Engenheiro de Petróleo na Petrobras, aqui no EDISA, na Cidade de Santos-SP!!!

É, sem dúvida, indescritível o que a gente sente após tantos anos na mesma Empresa!!! É uma enorme "mistura dos mais diversos sentimentos"... Foram muitos sorrisos e também muitas "lágrimas derramadas" ao longo de todos esses anos... Mas, nesses quase Três Anos de Bacia de Santos, se existiram "lágrimas", foram todas de Felicidade!!!

Falta pouco menos de 1 mês e... Acreditem se quiser: Já estou "sentindo saudade"... Principalmente pelo espetacular Relacionamento Humano que encontrei aqui na Bacia de Santos!!! Não é "atoa" que é o Maior ISE (Índice de Satisfação do Empregado) de toda a Petrobras!!!

Começo a sentir saudade de algo que jamais eu imaginava que fosse me dar saudade...

A partir de 23/09/2016, essa chave HMBN não mais receberá nem enviará e-mails e será "desativada"...

Desse modo, quem desejar continuar mantendo o contato comigo, pode escrever para meus e-mails particulares:

ricardinho@boamusicaricardinho.com

boamusicaricardinho@yahoo.com.br

E também quem quiser me contactar no Facebook, é só procurar pelo Ricardinho Boa Música!!!

E, se desejaram, também podem visitar o meu site dedicado à Música Caipira Raiz, no qual, através do mesmo, também é possível me contactar:

http://www.boamusicaricardinho.com

Pois é... Estou partindo para uma Nova Etapa da Vida, um Novo Ciclo!!!

Ainda existem Muitos Sonhos que Netinha e eu queremos Realizar!!! Principalmente nas Viagens Nacionais e Internacionais e também na Música Caipira Raiz, além das Orquestras Sinfônicas, Concertos, Recitais, Óperas e Ballets!!!

Meu Violão e minha Flauta Doce também deverão "trabalhar bastante", a partir de agora!!!

Pois é... Cada palavra que digito aqui nesse exato momento, proporciona-me uma dose de Indescritível Emoção... Conforme comentei, uma mistura dos mais diversos sentimentos...

Já estou sentindo Saudade... Como um Bom Descendente de Português que sou... Há quem diga que "o nosso DNA" traz "elementos de memória"...

Já sinto saudade... Mas é uma "saudade gostosa de sentir"... Saber que tudo isso valeu a pena!!!

Foram apenas e tão somente 3 anos de Bacia de Santos, após mais de 7 anos e meio de tanta negociação e negação para "liber(t)ação" da "velha" Bacia de Campos, para poder Realizar o Sonho da Transferência!!!

Mas, Valeu a Pena!!! Valeu, mesmo!!!

O Grande.·. Arquiteto.·. Do.·. Universo.·. cuidou de tudo e esses quase Três Anos de Bacia de Santos foram (aliás continuam sendo!!!) os Meus Anos Mais Felizes e também o Melhor Período de Toda a Minha Carreira Profissional!!!

A todos que permanecerão na Ativa, um Ótimo Trabalho e bastante Sucesso em todas as Operações e em toda a Carreira Profissional!!!

E a quem também vai se Aposentar, Votos de Bastante Sucesso e Plenas Realizações em Todos os Sentidos!!!

Recebam todos, um grande abraço de Netinha e Ricardinho!!!

Obs.: GG quer dizer Gerente-Geral, um cargo importantíssimo do mesmo nível de Superintendente. POLO-SAN é o Polo de Operações de Construção de Poços Marítimos específico para a Região que é a Bacia de Santos, na Petrobras.

Após o Introitus...

Talvez o Leitor Amigo não tenha entendido quase nada do que escrevi acima...

Mas, não há com o que se preocupar!!! Esse foi o e-mail que passei a todos os Grandes Amigos que conheci, ao longo desses 32 anos e meio, nos quais eu ainda estava "na ativa"...

Afinal, é realmente indescritível a emoção que se sente após encerrar um Ciclo Profissional com bastante Gente Amiga!!!

É muito difícil "segurar as emoções", principalmente num final de tarde como foi para mim a Sexta-Feira 23/09/2016...

Com essa lembrança, e o início desse meu Novo Ciclo, foi que comecei a escrever a parte "em prosa" desse tão sonhado livro que, há anos, eu queria escrever... Digo a parte "em prosa", pois a parte "em versos" já começou a ser escrita desde a minha adolescência!!!

O Introitus citou o momento presente... O termo em latim significa Introdução... Mas como essa palavra tem diversas conotações diferentes na Literatura, preferi usar o termo em Latim... Achei mais bonito...

CAPÍTULO 1

Como Tudo Começou...

Lógico que tudo começou do começo... Mas... Como foi esse começo...

Voltando um pouquinho no tempo, nos idos de 1909, José Gonçalves contava com seus 17 aninhos lá na Câmara de Lobos, na Ilha da Madeira em Portugal... A aproximadamente 900 km de Lisboa e a aproximadamente 600 km de Casablanca, no Marrocos...

José Gonçalves era o único Filho Homem de uma Família de 3 Filhas e um Filho...

"Com a cara e a coragem" ele embarcou num "Vapor" e, após vários dias cruzando o oceano, chegou ao Porto de Santos... Até que fixou residência no Morro do Monte-Serrat, na Cidade de Santos-SP...

Aliás, do Oitavo Andar do EDISA, o Edifício de Santos-SP, onde funciona a Base de Operações do Pré-Sal, da Petrobras, dá prá ver nitidamente o prédio do famoso Cassino Monte-Serrat, acessível pelo "bondinho" (funicular).

E, em data que eu desconheço, Seu José Gonçalves conheceu Dona Maria da Silva, em Santos-SP, e com ela se casou... Ela também era Portuguesa, da Ilha da Madeira, só que da Quinta Grande...

E, dessa união, além de 5 Tios e 8 Tias, um dos Filhos do Casal foi o meu Pai, que nasceu no Morro do Monte-Serrat, no dia 21/04/1934... A Família Gonçalves começava a plantar suas Raízes em Santos-SP...

E, da mesma Ilha da Madeira, na Ribeira da Janela, a Família Pereira também se via na necessidade de partir para o desconhecido, em busca de melhores condições de Vida...

Afinal, apesar de ser Europa, a coisa, na época, estava "muito feia" por lá, e o Brasil era "promissor"...

E, também num "Vapor", em 1950, após 16 dias de navegação, aportava em Santos-SP a Família Pereira, que também começava a plantar suas Raízes em Santos-SP, só que, não no Morro do Monte-Serrat, mas no Morro do São Bento... Minha Mãe, Maria Alexandra Pereira, tinha 18 anos de idade e estava nesse navio, junto com mais 3 Tios e 2 Tias... O mais novo tinha apenas 6 meses de vida. E o Tio Materno Caçula nasceu em Santos-SP, sendo, portanto, o único Tio Materno Brasileiro!

Foi na década de 1950, na antiga Fábrica da "Antarctica" em Santos-SP, que o casal se conheceu... Dona Maria Alexandra Pereira e Seu Joaquim Gonçalves, o "Quinzinho", como era conhecido na Família Gonçalves, a minha Família Paterna...

Mãe Portuguesa e Pai Brasileiro, filho de Português... As duas Famílias oriundas da mesma Ilha da Madeira, de Regiões totalmente diferentes e que "não se bicavam", como se diz popularmente... Mas, no Brasil, eram os Imigrantes, saudosos de sua Pátria distante... E as "rivalidades", de um certo modo, não mais existiam... Pelo menos, em Solo Brasileiro...

O Casamento se deu na Igreja do Coração de Maria, na Avenida Ana Costa, em Santos-SP, a mesma Igreja onde eu fui batizado... O Padre que realizou o Casamento (e que também fez o meu Batismo, quase dois anos depois) foi o Tio João, meu Tio-Avô que era irmão da minha Avó Paterna... E minha Mãe passava a se chamar Maria Alexandra Pereira Gonçalves.

Ricardinho chegando...

Foi numa Quarta-Feira chuvosa, no dia 26/04/1961, na Santa Casa de Misericórdia dos Santos, na cidade de Santos-SP, que Ricardinho, o autor desse livro, chegou a esse "mundão véio sem porteira"...

Nasci, portanto, na mesma cidade natal de Renato Teixeira e Passoca, e que foi também a mesma cidade onde Alvarenga e Ranchinho se conheceram e formaram a inesquecível Dupla Caipira Raiz!!!

Além disso, a cidade de Santos-SP é também a Terra-Natal de alguns Compositores Eruditos, dentre os quais, os saudosos Almeida Prado (1943 – 2010) e Gilberto Mendes (1922 – 2016) e também o jovem João Carlos Rocha, Compositor de uma belíssima Obra Orquestral intitulada "Jardins das Praias de Santos"!!!

Muita gente se admira de certos Estilos Musicais dos quais eu gosto, pois eu não nasci no Interior, nem tão pouco tive influência musical familiar para gostar tanto da Música Erudita, como também da Boa Música Brasileira e, de um modo todo especial, da autêntica Música Caipira Raiz!

Até o início de 1972, eu vivia no Bairro Marapé, na Cidade de Santos-SP, onde cursei a Escola Primária, no Grupo Escolar Braz Cubas, até o Quarto Ano Primário. Foi nesse ano, por motivo de trabalho de meu Pai, na Petroquímica União, que, junto com meus Pais, eu me mudei para Santo André-SP, onde passei a cursar o Ginasial, da Quinta até a Oitava Série, no Ginásio Estadual Santo Antônio do Arraial. Foi também nesse ano que o "Primário e o Ginásio" passaram a se chamar "Primeiro Grau", e o Exame de Admissão deixou de existir.

Eu costumo também me referir à Cidade de São Caetano do Sul-SP (vizinha de Santo André, na Região do ABC) como a "Cidade do Meu Aprendizado". Realmente foi nessa "Jovem Cidade Centenária" que fiz, dos 15 aos 17 anos de idade, o meu Curso Técnico Ceramista na Escola SENAI Armando de Arruda Pereira (o mesmo curso, mais tarde, passou a ser ministrado na Escola SENAI Mário Amato, em São Bernardo do Campo-SP).

E, logo após a conclusão do Curso Técnico, consegui ingressar na Escola de Engenharia Mauá (também em São Caetano do Sul) onde me formei como Engenheiro Químico. Passar no Vestibular e ingressar na Faculdade, foi outro Grande Sonho que realizei que, na época, parecia impossível...

Também foi em São Caetano do Sul-SP que estudei Inglês no FISK e também onde aprendi a tocar alguns Solos de Violão Clássico na Escola de Violão Santisteban, com o Professor Sílvio Santisteban, Virtuose nesse tão Tradicional Instrumento Musical!!!

E a minha Carreira Profissional iniciou-se oficialmente em 11/01/1984, quando foi realizada a "Colação de Grau Oficial" e eu recebi o Registro no CREA. Não confundir, com a "Colação de Grau Festiva", a "grande cerimônia", a qual se realizou no Palácio das Convenções, no Anhembi, no dia 11/04/1984. A "Festa de Formatura propriamente dita"...

E, logo após a Faculdade, morei durante um ano na Cidade de Salvador-BA, onde fiz, no Setor de Ensino da Petrobras (na época, o SEN/BA), o Curso de Engenharia de Petróleo, após o qual passei a trabalhar nas Plataformas de Petróleo da Bacia de Campos. Foi também na "Terra da Felicidade" que conheci Maria Ivonete Ribeiro Mendonça, a Netinha, minha Esposa e Companheira!!!

Após 28 anos e meio de Bacia de Campos, consegui finalmente a minha Tão Sonhada Transferência para a Bacia de Santos, e pude "voltar às origens", ou seja, encerrar com "Chave de Ouro" a minha Carreira de Engenheiro de Petróleo, na Cidade onde eu nasci!!! Mas, vamos por partes...

O que é que a Poesia, a Música Caipira e a Música Erudita têm a ver com tudo isso?

Conforme já mencionei, não nasci em "Família de Músicos" nem em "Família de Escritores e Poetas". Minha infância se desenvolveu normalmente e, na casa onde eu morava, o "velho rádio de válvulas" tocava os sucessos do momento, onde predominava a Jovem Guarda e, geralmente, à noite, era fácil a gente ouvir as Serestas e Seresteiros na programação das emissoras!

Assistia também às Missas de Domingo rezadas pelo Padre Chiquinho na Igreja de São Judas Tadeu, na Rua Saturnino de Brito, esquina com a Napoleão Laureano, a rua onde morei até 1964, no bairro Marapé, em Santos-SP. Foi nessa Igreja, com o Padre Chiquinho, que eu fiz a minha Primeira Comunhão, no dia 28/11/1971, pouco antes de me mudar para Santo André-SP! De 1964 até o início de 1972, eu morei na Rua Alfredo Albertini, também no Bairro Marapé, bem pertinho do Grupo Escolar Brás Cubas, onde estudei do Primeiro ao Quarto Ano Primário.

Voltando um pouquinho à Infância, com 5 anos de idade, "eu me achava o máximo" por saber de cor a letra todinha de um dos maiores sucessos do início da carreira de Roberto Carlos que era "Quero que vá tudo pro inferno" (Roberto Carlos – Erasmo Carlos). Também gostava de cantarolar o "Trem das Onze" (Adoniran Barbosa), que na época fazia um grande sucesso nas vozes dos Demônios da Garôa. Lembrando que esse foi realmente o "primeiro Samba Paulista que desfilou nas Passarelas Cariocas"!!!

O "Trem"...

No Natal de 1966, eu ganhei um maravilhoso presente: um trem!!! Uma locomotiva de plástico, fabricada pela Estrela, que "apitava" quando era "apertada"... Realmente era um dos tipos de brinquedo que eu mais gostava!! E, muito antes disso, eu "enfileirava tudo o que encontrava" (carrinhos e outros brinquedos) e dizia que era "o trem"... Até copos e pratos eu também enfileirava na mesa e dizia que era "o trem".

Eu até cheguei a fazer algumas viagens de trem pela antiga Estrada de Ferro Sorocabana, naquele ramal que ligava Santos-SP com o Litoral Sul do Estado de São Paulo, quando era criança, viajando com meus Pais e Tios para Itanhaém-SP e também para Pedro de Toledo-SP. A antiga "estaçãozinha" da Sorocabana tem o prédio "preservado" ao lado de um Supermercado e onde também se encontra uma nova estação do VLT (Veículo Leve sobre Trilhos), recém-inaugurado em Santos-SP!

Também já embarquei na Estação da Estrada de Ferro Santos-Jundiaí, no Valongo, em Santos-SP... Estação essa cujo prédio hoje é "tombado" pelo Patrimônio Histórico e de onde sai o Bonde Turístico, bem em frente ao atual Museu Pelé, no Centro Histórico de Santos-SP... A primeira viagem de Trem que fiz pela Estrada de Ferro Santos-Jundiaí foi no início de 1969, antes de completar meus 8 anos de idade... Desse modo, conheci também, em funcionamento, o Sistema Funicular que permitia que o trem pudesse subir a serra desde o nível do mar até uma altitude de 700 metros!!! Sistema esse que foi construído pelos Britânicos, inaugurado em 1877, e que era tão "respeitado" pelo mundo todo, em termos tecnológicos, como é hoje o Shinkansen (o famoso "Trem-Bala" do Japão) e o TGV (O Trem de Grande Velocidade da França)!!! Essa ferrovia tem participação importantíssima na História dos diversos Imigrantes que vieram ao Brasil durante muitos anos, oriundos de diversas regiões do mundo, incluindo a Europa e o Japão!!!

Realmente eu não imaginava gostar tanto de trem no futuro! É realmente um dos meus meios de transporte preferidos para viajar, apesar de que pouquíssimas viagens que fiz tenham sido de Trem, já que nosso país não desenvolveu adequadamente esse tipo de transporte para passageiros, a exemplo de diversos países europeus. As poucas viagens de Trem que fiz, no entanto, foram realmente interessantes, dentre elas, o histórico passeio na Maria Fumaça entre São João D'El Rey e Tiradentes, nas Minas Gerais, que fiz com minha esposa em 1992, além da espetacular paisagem da Serra do Mar, na famosíssima Litorina que faz a viagem de Curitiba-PR para Paranaguá-PR, no Estado do Paraná. Antes disso, em 1986, também viajei de Campo Grande-MS para Corumbá-MS, quando conheci pela primeira vez o Pantanal, no Mato Grosso do Sul — já conhecia e apreciava o famosíssimo "Trem do Pantanal" (Geraldo Roca – Paulo Simões) na excelente interpretação de Almir Sater!!!

Ah, sim!!! Mais recentemente, em Dezembro de 2013, eu viajei com a Netinha de Belo Horizonte-MG até Cariacica-ES, na Estrada de Ferro Vitória a Minas, que, ao que consta, é o único Trem de Passageiros de Linha que opera atualmente no Brasil!!! O restante dos Trens de Passageiros, operando no Brasil, são apenas Passeios Históricos, em composições puxadas por Maria-Fumaça em trajetos curtos... Mas que possuem fundamental importância histórica!!!

Desnecessário dizer o quão "apaixonado" eu sou por Trens e Ferrovias... Tanto é que, de vez em quando, eu "brinco" com meu Trem Elétrico, que é uma réplica do Trem de Passageiros, com Maria Fumaça e Vagão Tender, da Companhia Paulista, em Escala HO (escala 1:82, padronizada mundialmente, seguindo as proporções dos diversos Trens existentes ou que já existiram). Mais do que fazer o "trem" dar voltas no trilho, até hoje eu continuo gostando de fazer manobras, acionar desvios, e também desengatar e engatar os vagões, como se fosse um "páteo de manobras"...

Outro aspecto bastante interessante da minha infância em Santos-SP foi o fato de ter conhecido o Bonde como meio de transporte e não apenas como Patrimônio Histórico, já que eu estava para completar meus dez anos de idade quando o Bonde deixou de circular em minha cidade-natal, em Março de 1971.

No Bairro do Valongo, em Santos-SP, junto ao EDISA, o Edifício da Petrobras, onde existe a Base de Operações da Bacia de Santos e do Pré-Sal, pode se fazer um excelente Passeio no Bonde de Santos, Histórico, Restaurado, que agora circula por algumas ruas do Centro Histórico da cidade, graças a um excelente projeto do Prefeito Beto Mansur!!!

Na TV, por outro lado, gostava (e ainda gosto!!!) da rir à beça com as trapalhadas de Moe, Larry e Curley, Os Três Patetas, e também gostava (e até hoje continuo gostando!!!) de Batman e Robin!! Não os recentes "re-makes" que têm sido feitos a partir de 1989, mas a série produzida a partir de 1966, com Adam West (Batman), Burt Ward (Robin) e Yvonne Crayg (Batgirl)!! Até hoje eu gosto de assistir aos episódios e, tanto "Batman e Robin" como também "Os Três Patetas", eu gosto de ver e, muitas vezes a sensação é "como se estivesse vendo-os pela primeira vez", já que a gente sempre pode "ler algo a mais nas entrelinhas"!!!

Também gosto até hoje de Oliver Hardy e Stan Laurel (O Gordo e o Magro) e também de Charlie Chaplin, o nosso grande Carlitos!!!

E a adolescência (ou "aborrecência")? Já havia me mudado para Santo André-SP (inicialmente contra a minha vontade, pois "não queria ficar longe das praias", mas depois acabei gostando e, até hoje, Santo André-SP é a cidade onde moro, por vontade própria)!!!

Sou Santista de nascimento e Andreense de Coração... E sou Paulista, pois, afinal, eu nasci no Estado de São Paulo, não é mesmo?

Os Estudos

Desenvolvimento do Gosto Musical

Durante o tempo em que cursava o Segundo Grau no SENAI, foi quando foi se firmando meu gosto musical pela Música Antiga e também comecei a me interessar por ouvir Rádios como a Cultura-FM de São Paulo-SP (uma das melhores do Brasil, em Música Erudita, e que transmite em 103,3 MHz, além da Internet e Aplicativos). Também vivia procurando pelos programas (principalmente à noite) com as inesquecíveis Serestas nas vozes de cantores como Nélson Gonçalves, Orlando Silva, Vicente Celestino, Sílvio Caldas, Carlos Galhardo, Altemar Dutra, e muitos outros!!! Fazia essa "busca" inclusive nas faixas de Ondas Curtas, com todos aqueles "chiados" característicos...

Lógico que muitos colegas me tiravam o sarro e outros achavam que eu era maluco... O que esperar de um grupo de adolescentes ("aborrecentes"), dos quais eu era um dos integrantes? Mas... "enquanto os cães latiam, a caravana continuava passando"...

Posso dizer que o SENAI era, na época (e continua sendo até os dias de hoje!!!), uma das melhores Instituições de Ensino no Brasil e, como o que eu queria era estudar Química, foi, na época, uma boa opção para estudar um Segundo Grau Profissionalizante e, embora o Curso fosse de Técnico

Ceramista, a formação nessa Escola dava direito ao registro no CRQ, já que a Tecnologia Cerâmica é um ramo da Química Industrial.

Com o Estudo no SENAI, eu consegui passar no Vestibular e ingressar na Escola de Engenharia Mauá, sem ter feito o "Cursinho"!!!

Tive que "enfrentar algumas batalhas" para que isso fosse possível, mas valeu a pena!!! Mas... vamos por partes.

CAPÍTULO 2

Poeta "Infantil"

Os Primeiros Poemas

Já em 1976, quando tinha meus 15 anos de idade, e estava no Primeiro Ano de Técnico Ceramista, no SENAI, foi que comecei a escrever meus Primeiros Poemas...

O que me inspirava? Naturalmente que eram os "primeiros amores"... As "paixões de adolescente" sem nenhuma experiência de vida... Lógico que eu sofria de "bullying"... Mas, naquela época, esse nome não existia na mídia, e nossa geração "tirou de letra" tudo isso, sem nenhuma necessidade de Psicólogos, Terapeutas, nem similares...

Apresentarei, a partir de agora, meus primeiros poemas, vários deles sem título. Alguns até parecerão um tanto "cômicos" ao Leitor!!! Em todos eles existia sinceridade no que eu dizia, já que foram algumas paixões não correspondidas que vivi nessa fase... O que jamais imaginava na época (aliás, acho que nenhum de nós jamais imaginaria...) era o quanto eu mesmo iria "rir disso tudo", no futuro...

Então, caro Leitor, "divirta-se":

SEM TÍTULO – Poema Nº 1

Sou um poeta que a ama,
Que dentro da noite a chama,
Olho para a mais bela estrela,
É nessa hora que eu quero vê-la,
Eu quero ver os olhos seus,
Quero você nos braços meus,
Dizer-lhe palavras de amor,
Quero também o seu calor;
A lua está aparecendo
E um amor está nascendo;
É nesse momento que eu digo:
— Quero você sempre comigo;
É a tristeza chegando ao fim
Pois tenho você perto de mim.

José Ricardo Gonçalves
1976

SEM TÍTULO – Poema Nº 2

Então, mais uma tarde que chegou ao fim,
E a noite de saudade já chegou prá mim,
Esta pode ser uma noite de verão,
Mas, ela é fria quando eu sinto a solidão,
A noite traz a saudade ao meu coração,
A noite também me traz a recordação,
A recordação da nossa vida de amor,
Mas, agora, eu não tenho mais o seu calor;
É à noite que eu vejo o céu todo estrelado,
Por um instante eu penso que você está ao meu lado,
Olho ao meu lado, mas eu não vejo ninguém,
Eu sinto a saudade de você que não vem;
É tarde da noite, então eu já estou dormindo,
É nessa hora que eu tenho um sonho muito lindo,
Um sonho em que eu a amo e sou correspondido,
Nesse sonho eu vejo um belo jardim florido,
Nós dois, num só coração, falando de amor,

Nós dois, vendo no jardim a mais bela flor,
Mas, o sonho termina e eu volto à realidade,
É a manhã que chega e então eu sinto a saudade,
Percebo que tudo foi um sonho de amor,
Que na realidade eu sinto a tristeza e a dor;
Só resta eu dizer em prantos a você que
Sentindo saudade, eu ainda amo você.

José Ricardo Gonçalves
1977

SEM TÍTULO – Poema Nº 3

Poetas, passamos a ser em certos momentos
Em que somos inspirados pelos sentimentos,
Nesse momento eu estou tendo a minha inspiração,
Nesse momento a saudade está em meu coração,
A solidão está vivendo dentro de mim,
É a recordação desse amor que chegou ao fim;
É à noite que os Poetas têm inspiração,
Pois é à noite que chega a dor e a solidão,
Nesse momento, a noite está realmente linda,
Mas, dentro de mim, vive esta solidão infinda,
Essa solidão que eu escrevo em poesia,
A saudade de você que eu sinto todo dia;
É à noite que, em meus sonhos, você está ao meu lado,
Em meus sonhos, eu amo você e sou amado,
Mas, depois, eu volto à tão triste realidade,
Volta prá mim a recordação e a saudade,
Eu recordo que estou vivendo sem seu amor,
Que minha vida é como um jardim que não tem flor;
Mas, eu ainda fico a esperar um lindo dia
Em que um novo amor chegue, para a minha alegria,
Para que a tristeza e a solidão tenham seu fim;
Ou... Que você volte novamente para mim.

José Ricardo Gonçalves
1977

Uma "influência" que eu tive nessa época foram as Aulas de "Língua Portuguesa e Literatura Brasileira" que tive com a Professora Cecília, no SENAI!!! Foi nessa época que comecei a conhecer algumas Poesias de diversos renomados Poetas Brasileiros do quilate de Casimiro de Abreu, Álvares de Azevedo, Gonçalves Dias, e também os mais "controversos" tais como Gregório de Matos Guerra e Augusto dos Anjos!!! Também estava começando a ter contato com a Obra dos Poetas e Escritores da Semana de Arte Moderna de 1922... Incluindo também o Modernismo e a Poesia Concreta!

E esse assunto também era necessário estudar, pois caía no Vestibular...

A Professora Cecília, a meu pedido, gentilmente lia meu poemas e me alertava quanto aos erros de gramática e concordância verbal... Foi, na época, uma ajuda bastante preciosa!!!

Na época dos três poemas que reproduzi logo acima, eu havia escrito muito mais, no entanto, eu mesmo descartei diversos deles por tê-los achado "infantil demais" e, desse modo, esses três primeiros Poemas foram os que eu "preservei" na época, no final da década de 1970...

E, ao notar que estava "enchendo linguiça" demais, com "muitas sílabas" em cada verso, eu resolvi "dar uma guinada" e "simplificar um pouquinho"...

E foi com esse propósito que escrevi o

SEM TÍTULO – Poema Nº 4

Lá no horizonte o sol se escondeu
E logo depois anoiteceu,
Foi como a luz que se apagou
E o lugar, de trevas, se inundou,
Foi como uma folha que secou
E de sua árvore despencou,
Foi um pássaro que emudeceu
Como quem muito se entristeceu,
Foi como o verão que terminou
E então, o frio inverno chegou,
Foi assim que tudo aconteceu,
E então, tudo se entristeceu,
E foi assim que perdi você,
E sem, sequer, saber o porquê;
E assim, o meu canto emudeceu,

Para mim, tudo se entristeceu,
Tudo terminou nesse momento,
Só restou em mim o sofrimento,
Para mim, terminou o verão,
E chegou o inverno: a solidão.

José Ricardo Gonçalves
Junho/1977

Lógico que, na minha "inocência", eu queria evoluir, progredir...

A Professora Cecília disse que esse era, até então, o melhor poema que eu havia escrito...

Estava com meus 16 aninhos e no Segundo Ano do Curso Técnico Ceramista no SENAI...

E os poemas seguintes eu fui escrevendo "nessa mesma linha" do "Sem Título – Poema Nº 4"... Mas, havia aquela sensação de que eu não conseguia "repetir o êxito", se é que assim eu posso dizer, do referido poema, que se encontra logo acima...

SEM TÍTULO – Poema Nº 5

Uma rosa nasceu nesse jardim
Como o grande amor que chegou prá mim,
Um amor que me trouxe inspiração,
Que trouxe alegria ao meu coração,
Esse amor me trouxe a felicidade,
Como um sonho que virou realidade;
Porém, um dia, essa rosa morreu;
Foi então que tudo se entristeceu:
Para mim, o Sol parou de brilhar,
Os pássaros pararam de cantar
Como se vissem o que aconteceu:
Esse amor que nesse dia morreu,
A tristeza que para mim chegou
E esta saudade quem mim ficou.

José Ricardo Gonçalves
1977

Curiosamente, alguns dos meus poemas dessa fase tinham 14 versos, ou seja, 14 linhas... Desse modo, se eu dividisse as mesmas em 2 estrofes de 4 versos e duas estrofes de 3 versos, os mesmos seriam Sonetos, mas, prá ser sincero, eu achava que ainda faltava alguma coisa a mais para que eu pudesse fazer essa "divisão" e classificar alguns dos meus primeiros poemas como Sonetos... Eu achava que era "muita responsabilidade"... Os Sonetos eu só comecei a escrever em 1980, quando já havia passado para o Segundo Ano da Faculdade!!!

Mas, ainda em 1977, eu continuava com a "mesma linha" de pensamento e inspiração...

SEM TÍTULO – Poema Nº 6

Mais uma noite, para mim chegou,
Em meu rosto, uma lágrima rolou,
Lembrei-me de tudo o que aconteceu:
O adeus que muito me entristeceu,
Um triste adeus que você disse a mim
E o nosso amor que chegou ao fim;
Adeus, e então, minha vida mudou,
Dentro de mim, tudo se transformou,
Você, que foi a minha inspiração,
Agora é uma triste recordação;
De você eu não mais esquecerei,
Saudade, por muito tempo terei
Até o dia que eu tiver um novo amor,
Que chegue ao fim a solidão e a dor,
Que chegue prá mim a felicidade,
Que o sonho transforme-se em realidade;
Mas, enquanto não chega esse dia
Continuo a viver sem alegria,
Com toda esta tristeza, só porque
Não paro mais de pensar em você...

José Ricardo Gonçalves
1977

SEM TÍTULO – Poema Nº 7

O Sol se escondeu e a noite chegou,
A primeira estrela no céu "pingou",
Com a noite, a recordação chegou,
A recordação do que se acabou,
Uma flor que morreu em meu jardim,
Um grande amor que encontrou seu fim,
Solidão veio comigo viver,
Saudade eu passei a conhecer,
Foi então que a minha vida mudou,
Toda a felicidade se acabou,
Quase tudo, para mim terminou,
Quase tudo, pois algo ainda restou:
A esperança de que num lindo dia
A vida volte à minha poesia,
Que toda a tristeza encontre seu fim,
Que a alegria retorne para mim,
Que um novo amor traga a felicidade
Para ficar no lugar da saudade;
Mas, esse dia não chegou ainda,
Continua em mim esta dor infinda,
Continuo sentindo a solidão,
Esta saudade no meu coração,
Eu sinto tudo isso só porque
Meu pensamento não sai de você.

José Ricardo Gonçalves
1977

Toda última Quinta-Feira de Novembro era o Dia Nacional de Ação de Graças e, naquela época, o evento era bastante comemorado e eram realizados inclusive Concertos Sinfônicos ao ar livre no Parque "Cidade de Deus", na cidade de Osasco-SP, parque esse que pertencia ao Bradesco.

Inspirado nisso, e sendo que na época eu assistia à Missa aos Domingos às 10:30 da manhã com o Padre Carlo Fabrini, na Igreja de Santo Antônio do Arraial, no bairro onde eu residia na época, em Santo André-SP, eu escrevi esse poema e, pela primeira vez, anotei não apenas o ano, mas também a data na qual eu o escrevi. Também foi a primeira vez que dei título a um poema...

E o mesmo também foi lido na Missa... Para mim, era um interessante "reconhecimento"...

AÇÃO DE GRAÇAS – Poema Nº 8

Meu Senhor: quero, nessa poesia,
Agradecer-Lhe com toda alegria
A vida que Você me concedeu,
E os benefícios que Você me deu,
Benefícios que eu jamais esqueci
Em todo esse tempo que vivi;
E hoje, vive em mim felicidade,
Muita paz, amor e fraternidade;
Agora eu quero Lhe agradecer
Toda alegria que eu sinto ao viver,
Dizendo: Muito obrigado, Senhor!
Pela fraternidade, pelo amor,
Obrigado pela felicidade,
Obrigado, também pela saudade,
Obrigado, Senhor, pela alegria,
Pelas flores, perfume, poesia,
Obrigado pelos meus sentimentos,
Obrigado, até pelos sofrimentos;
E enquanto continuar a viver,
Espero sempre razão prá dizer,
De mão erguidas ao céu estrelado:
Obrigado, Senhor, muito obrigado!

José Ricardo Gonçalves
Em comemoração ao "Dia Nacional de Ação de Graças"
24/11/1977

E, no mesmo ano, pela primeira vez escrevi um poema alusivo aos Festejos Natalinos:

POEMA PARA O NATAL – Poema Nº 9

Amor, o Natal vem se aproximando,
Uma época de Paz vem chegando,
Vem trazendo amor e fraternidade,
Vem trazendo também felicidade,
Vem trazendo prá mim muita alegria,
Inspiração à minha poesia;
No Natal termina toda a tristeza,
A vida é realmente uma beleza,
Eu tenho mais amor no coração,
Mais fraternidade com meu irmão,
Nessa época eu posso dizer que
É maior o meu amor por você,
E eu sinto mais alegria ao viver
Amando você, que é meu bem querer;
E, para finalizar a poesia,
Eu desejo a você muita alegria,
E uma vida bastante fraternal
Com muito amor e paz neste Natal,
E, que no Ano Novo que vem vindo,
Você viva a sua vida sorrindo,
Vivendo com toda a felicidade,
Paz, amor, e também fraternidade!

José Ricardo Gonçalves
Natal – 1977

E, no ano seguinte, era o Terceiro Ano, que, apesar de ter sido um Curso Técnico, em Segundo Grau, teve para mim um "sabor de difícil conclusão de curso", já que teve inclusive um Projeto de uma Indústria de Cerâmica e, como tal, foi bastante trabalhoso e, em muitos aspectos, equivalente a diversas Disciplinas que estudei na Faculdade, nos anos seguintes.

A poesia também começava a experimentar uma certa "transformação" apesar de que os primeiros poemas de 1978 foram "continuação" dos poemas de 1977, inclusive no mesmo estilo...

SEM TÍTULO – Poema Nº 10

Antigamente a minha vida era felicidade,
O sol, prá mim, brilhava com muito mais intensidade,
À noite, no céu, a lua brilhava intensamente,
O brilho das estrelas, também era mais reluzente,
No canto dos pássaros existia mais alegria,
Existia mais alegria, também na poesia;
Antigamente você vivia a vida ao meu lado,
Eu amava você e, por você eu era amado;
Mas, houve um dia em que você me disse um triste adeus,
Um triste adeus, e você se foi dos braços meus,
Foi então que o canto dos pássaros emudeceu,
A partir daí a minha vida se entristeceu:
A saudade apareceu para me fazer companhia,
Para colocar a tristeza na minha poesia,
Em meu coração é que a saudade veio morar,
No lugar da felicidade ela veio ficar;
E hoje, somente uma esperança é que eu vivo a alimentar:
Que você um dia volte, mas volte para ficar,
Pois, com sua volta, a tristeza chegará ao fim,
Novamente a felicidade voltará para mim,
Os pássaros voltarão a cantar com mais alegria,
Ficará mais alegre também a minha poesia,
O Sol voltará a brilhar com aquela intensidade,
Será um sonho transformando-se em realidade,
Todas as noites irão ser como noites de Verão,
A felicidade viverá neste meu coração,
Por isso eu quero que você volte para ficar,
Esse amor que eu sinto por você nunca irá acabar;
É nessa hora de solidão que digo a você que
Mesmo com essa saudade, eu ainda amo você...

José Ricardo Gonçalves
1978

E, por vezes, a inspiração vinha "em menos quantidade"...

SEM TÍTULO – Poema Nº 11

Nesse momento a noite chegou,
E o céu, todo estrelado ficou,
E chegou reluzente o luar,
Então, eu parei para recordar:
Lembrar como foi o nosso passado,
Quando você vivia ao meu lado,
Quando eu amava você e era amado,
E tinha o meu caminho iluminado;
Porém, um dia, essa luz se apagou;
Foi então que a minha vida mudou:
Você disse um triste adeus e partiu,
E então a solidão em mim surgiu,
E agora eu só tenho uma companhia:
A saudade que eu sinto todo dia,
A saudade de uma vida sem dor,
A saudade de você, meu amor...

José Ricardo Gonçalves
1978

Conforme já mencionei no início desse livro, o Bonde, que era meio de transporte na cidade de Santos-SP, fazia parte da minha infância e, toda vez que, para ir a algum lugar, o meu Pai me perguntava se eu queria ir de Bonde ou de ônibus, adivinhe qual eu escolhia...

A retirada dos Bondes de circulação no início de Março de 1971 na cidade de Santos-SP trouxe certamente muitos "protestos" e também muita reflexão já que, apenas dois anos depois, em 1973, aconteceu o primeiro "choque do Petróleo", no Oriente Médio, e os preços subiram rapidamente a níveis até então inimagináveis...

E o Bonde era elétrico e não "queimava" combustível... Também não fazia poluição... E rodando sobre os trilhos, era, sem dúvida, um meio de transporte bem mais seguro do que o ônibus, já que também não "chacoalhava" tanto, quando se ia em pé...

Lógico que só não tinha a mesma velocidade do ônibus...

E, já gostando também das Serestas, e das Músicas que falavam de Saudade, interpretadas por belíssimas vozes de Francisco Alves, Nelson Gonçalves, Vicente Celestino, Orlando Silva, Sylvio Caldas, Francisco Petrônio, etc., e começando a gostar da Música Instrumental e também já começando a conhecer (de ouvir no Rádio) os Solos de Violão de Dilermando Reis e

Carlos Iafelice, foi que me veio a inspiração para escrever o poema que se segue:

O BONDE – Poema Nº 12

Quem é que não se lembra
Daquele veículo de madeira
Que só andava sobre seus trilhos
E não levantava muita poeira?

Quem é que não se lembra
Da verdadeira "canção de ninar"
Que era o barulho das rodas nos trilhos,
E que hoje vivemos a recordar?

Quem é que não se lembra
Do Motorneiro e do Cobrador,
Daqueles velhos bancos de madeira
Que hoje recordamos com amor?

Haverá quem não sinta
A saudade que em todos nós deixou
O Bonde que existia antigamente,
E que, com o progresso terminou?

Todos sentem a saudade;
Todos nós temos a recordação;
Todo mundo se recorda do Bonde
Que jamais fazia poluição.

E hoje perguntamos
A nós mesmos: Aonde estará o Bonde?
No meio de excessivo progresso,
Aonde será que ele está? Aonde?

E, em pleno progresso,
Só num lugar o Bonde pode estar:
Só mesmo na lembrança é que ele está
E, para sempre ele vai ficar!

José Ricardo Gonçalves
25/02/1978

Esse Poema chegou a ser lido num programa matinal da Rádio Clube de Santo André, que operava em 1.490 kHz, mas que deixou de funcionar há alguns anos atrás. A leitura desse poema no rádio, para mim, era a "consagração"...

Ah, sim!!! Nessa época, eu ainda não tinha feito nenhuma viagem para fora do Estado de São Paulo e, como tal, jamais poderia imaginar que, no Rio de Janeiro-RJ, que eu visitei pela primeira vez no final de 1982, existia o Bonde de Santa Teresa, que continuava rodando nos trilhos daquele histórico bairro carioca, passando inclusive pelos Arcos da Lapa!!!

Também foi nesse mesmo ano de 1978, que eu passei a conhecer a faixa de Freqüência Modulada, no rádio, pois até então, nunca tinha tido em casa um rádio FM e, desse modo, foi também nesse ano que comecei a ouvir a Rádio Cultura FM de São Paulo-SP, na frequência de 88,9 MHz, e que, em 1983, passou a transmitir nos atuais 103,3 MHz!!!

Até hoje eu considero a Cultura FM a melhor de todas e é a minha Emissora de Rádio favorita, com programação dedicada quase que exclusivamente à Música Erudita!!!

É como eu costumo comentar: Se todas as Emissoras de Rádio do mundo saíssem do ar e só restasse a Cultura FM de São Paulo-SP, o prejuízo seria "bem pequeno"...

Foi com a Rádio Cultura FM que comecei a gostar da Música Clássica!!!

Lógico que eu gosto de Vivaldi, Mozart, Beethoven, Tchaikovsky, Villa-Lobos, Carlos Gomes, Camargo Guarnieri, e muitos outros!!!

Existe um Compositor que para mim é o melhor de todos e que é o meu Preferido: Gustav Mahler (1860 – 1911). A "monumentalidade" de suas Sinfonias e o Acompanhamento Orquestral de suas Canções (Lied) bem como a enorme quantidade de Instrumentos Musicais requeridos na Orquestra Sinfônica para interpretar suas Obras soam realmente de uma forma bastante especial aos meus ouvidos!!!

Ainda na época do SENAI, além das Serestas, eu também começava a gostar da Música Orquestrada Popular, que era o repertório das Grandes Orquestras e Big-Bands do quilate de Ray Conniff, Paul Mauriat, Franck Pourcell, Billy Vaughan, Gleen Miller, Bert Kaempfert, Herb Alpert, Harry James, Burt Bacharach, etc.

Também gostava de ouvir a inesquecível Rádio Eldorado de São Paulo-SP, tanto no AM como também no FM, e começava a conhecer e gostar cada vez mais da chamada "Fina Flor da MPB", com a Bossa Nova e os

Instrumentais dos Grandes Violonistas e conjuntos do quilate de Zimbo Trio, por exemplo, além de Egberto Gismonti, Sivuca e Hermeto Pascoal!!!

Por outro lado, foi graças ao Sérgio Reis (o "Cumpadre" Serjão), que, na época, após figurar nas paradas com a Jovem Guarda, "estourou" com o sucesso do "Menino da Porteira" (Teddy Vieira – Luizinho), que eu comecei a gostar da Música Caipira!!! De início, eu havia me "surpreendido" quando soube que esse "mega-hit" gravado pelo "Cumpadre" Serjão era "Música Caipira"!!!

Gradativamente, foi começando a gostar desse também Maravilhoso Estilo Musical que, conforme mencionei, não tem nada a ver com o que ouvia na minha infância, além de não ter nascido no Interior... Depois de me "apaixonar" pelo Repertório do Sérgio Reis, que havia trocado a Jovem Guarda pela Música Caipira, foi que comecei também a ouvir, na Rádio Record de São Paulo-SP, o inesquecível programa do Zé Bettio, que, na época, brindava o Ouvinte com as mais belas Composições no Estilo Raiz, nas vozes dos inesquecíveis "Tonico e Tinoco", "Tião Carreiro e Pardinho", "Milionário e José Rico", "Belmonte e Amaraí" e "Lourenço e Lourival", apenas para citar alguns...

Lógico que eu não gostava de "certas breguices": Detestava a "discoteque", o "rock pauleira", mas, por outro lado, encontrava "um certo conflito" no meu gosto musical, pois apesar de "não gostar de rock", eu "não conseguia não gostar" dos Beatles, do Elton John, dos Bee Gees e também da dupla Simon e Garfunkel!!

Lembrei-me inclusive daquela famosa frase do saudoso Tião Carreiro na qual ele mencionava que "...existem dois tipos de Música: a boa e a ruim...".

Na época, portanto, estudando no SENAI, eu gostava de ouvir (de manhã bem cedinho) o Programa do Zé Bettio. E foi com esse programa que tive um dos primeiros contatos com a Cultura Caipira, conforme mencionei.

E, de fato, eu achava (e continuo achando) engraçado gostar de Música Erudita, sem pertencer a nenhuma "Família de Músicos", e gostar de Música Caipira, tendo nascido numa cidade litorânea e não na roça!! Mas o fato é que eu estava percebendo, aos pouquinhos, a importância do Folclore na musicalidade do povo!!!

Também é notável observar quantos Compositores Eruditos que musicaram e eternizaram o Folclore do lugar onde nasceram e viveram, como, por exemplo, Bela Bartok na Hungria, Georges Enescu na Romênia e, bem mais familiar para o nosso gosto musical, o genial Heitor Villa-Lobos e suas Viagens de Trem pelo Interior do Brasil, nas quais colheu "in loco" riquíssimas informações sobre nosso riquíssimo Folclore, às quais incluiu em sua vasta Obra!!!

Apenas para citar um exemplo, o "Trenzinho do Caipira", que é a Tocata que encerra a sua célebre composição Bachianas Brasileiras N°. 2 para Orquestra!!! Essa espetacular composição também teve seu significado captado por excelentes Solistas de Viola Caipira, tais como Mazinho Quevedo, Braz da Viola e Roberto Corrêa, apenas para citar alguns exemplos!!!

SEM TÍTULO – Poema Nº 12,4

Muito obrigado, meu grande amor,
Muita coisa você me ensinou,
Minha vida era um campo aberto em flor,
Mas, um dia, tudo se transformou;
Nesse dia você me disse adeus,
Você partiu prá nunca mais voltar,
Disse adeus e se foi dos braços meus,
Fez a vida prá mim se transformar,
Você me mostrou o que é a solidão,
Você me ensinou o que é ficar
Sentindo a saudade no coração,
Foi você que me ensinou a chorar,
Chorar, sentindo a saudade e a dor,
Foi você que me ensinou a amar,
Você me mostrou o que é o amor;
E, se um dia você quiser voltar
Novamente ao calor dos braços meus,
Venha, pois estarei a sua espera,
Aguardando outra vez os beijos seus,
Esperando voltar a Primavera,
Ter você novamente ao meu lado,
Sentir novamente o seu calor,
Amar você e também ser amado,
Viver uma vida com muito amor;
E agora só me resta dizer
A você, meu amor: muito obrigado,
Pois, você me ensinou a viver.
Obrigado, meu amor, obrigado.

José Ricardo Gonçalves
1978

A "temática" das poesias "insistia" em querer continuar sendo a mesma...

Ah, sim!!! A numeração aqui não é "erro gráfico". Foi proposital!!! O número é esse mesmo: "doze vírgula quatro"!!!

Nunca fui supersticioso (isso até o final de 2002), mas não quero dar a esse poema acima esse número que se mostrou tão "macabro" e mergulhou o Brasil nesse mesmo número de anos tão funestos que foram os anos de 2003 até meados de 2016, que só começaram a melhorar após o IMPEACHMENT de quem fingia que chefiava a Nação, evento esse que, se não colocou o Brasil "nos trilhos", pelo menos nos livrou de coisas muito piores que poderiam ter vindo...

Nunca fui supersticioso, mas, por uma observação puramente estatística, sou obrigado a admitir que esse número deu e dá muito azar... E também escolhi o número 4 como decimal, pois, se alguém quiser "arredondar", sendo a decimal menor do que 5, não há o perigo de "arredondar" para mais...

O próximo poema é o de número 14, logo abaixo!!! Aliás, segui também esse mesmo critério na numeração dos capítulos desse livro.

Mas, voltemos ao que interessa (apesar de que, o que escrevi logo acima, também interessa!):

Foi também no primeiro semestre de 1978 que eu fiz a minha Primeira Viagem para fora do Estado de São Paulo!!! Fui com meus Pais conhecer Poços de Caldas-MG, há aproximadamente 267 km de Santo André-SP!!!

Foram 4 horas e meia de Viagem no Fuscão 72 de meu Pai. Para mim, era um "sonho", de muito mais difícil Realização, do que uma Viagem ao Japão, nos dias atuais!!!

Voltei a cruzar uma divisa estadual somente no início de 1981, quando fui conhecer Foz do Iguaçu-PR!!! Lá, eu me hospedei na casa de um primo meu, na época em que a Usina Hidroelétrica de Itaipu estava em construção.

Mas... Voltando ao Terceiro Ano do SENAI... Era o primeiro semestre de 1978... Terceiro Ano do Curso Técnico Ceramista... Nos Estudos, eu ia muito bem!!! Mas... o "sentimento" continuava o mesmo... Evoluía no Aprendizado, estudava para o Vestibular, era o ano do Projeto (o que, hoje em dia, é chamado Trabalho de Conclusão de Curso, mas que não tinha esse nome, nos idos de 1978)... Mas... alguma coisa ainda faltava... Mas também, por outro lado, tinha ainda muita coisa boa prá acontecer!!!

LÁGRIMAS DERRAMADAS E POESIA – Poema Nº 14

Um homem não deve chorar; disso eu sei;
Porém, muito pranto um dia eu derramei,
Foi naquele dia que você partiu,
Disse-me um triste adeus e depois seguiu;
Adeus. Foi tudo que ouvi você dizer;
E, aos poucos, vi você desaparecer...
Uma tristeza infinda prá mim chegou,
E, do meu rosto, uma lágrima pingou,
Um nó na garganta era o que eu sentia,
Havia se entristecido aquele dia,
E, então, muitas lágrimas eu derramei,
Não suportei mais a dor e então chorei.
Hoje eu sei que qualquer um pode chorar
Quando uma tristeza vive a torturar;
Eu chorei naquela triste despedida,
Eu chorei por amor a você, querida,
Chorando, foi que eu mostrei o quanto a amo,
E, até hoje, seu nome ainda chamo,
Você ainda vive em meu pensamento.
Enfim, quem não chora não tem sentimento,
E eu ainda choro sentindo a saudade,
Vivendo esta tão triste realidade,
Na esperança de que, num belo dia,
Volte a viver em mim bastante alegria,
Que nesse dia você volte prá mim
Para que todo esse pranto chegue ao fim,
Pois, eu não posso deixar de dizer que
Na verdade, eu ainda amo você.

José Ricardo Gonçalves
1978

Conforme comentei logo acima, alguma coisa ainda faltava... Mas tinha ainda muita coisa boa prá acontecer!!!

Prá ser sincero, eu começava a sentir que meus Poemas, embora sinceros no que eu sentia, estavam, em demasia, naquele "lugar comum"... A mesma temática... Sentia-me na obrigação de "inovar" em alguma coisa, mas não sabia no que...

Mas... vamos por partes...

SEM TÍTULO – Poema Nº 15

Ser inteligente não é necessário,
Não são precisos tantos conhecimentos,
Nem mesmo um Nível Universitário;
São necessários apenas sentimentos,
Como um grande amor ou uma solidão,
Uma lembrança ou uma grande alegria,
Ou mesmo uma saudade no coração,
Para qualquer um escrever Poesia;
Nesse momento eu sinto a saudade
De alguém que, em minha vida, um dia existiu,
E se foi, levando a felicidade;
Deixando saudade, esse alguém partiu;
Hoje, a saudade me traz inspiração,
A saudade que eu escrevo em Poesia,
A saudade que vive em meu coração,
Saudade daquelas horas de alegria,
Saudade de quem eu espero e não vem
Saudade que não me deixa esquecer que,
Em minha vida já existiu alguém,
Sim, existiu: um alguém que foi você.

José Ricardo Gonçalves
1978

SEM TÍTULO – Poema Nº 16

Mais uma vez, a noite chegou,
Foi mais um dia que terminou,
Mais uma vez o Sol se escondeu,
A lua então apareceu,
E o céu ficou todo estrelado,
E eu, com o meu rádio ligado,
Tocando uma linda canção,
Com uma caneta em minha mão,
Em meu quarto, escrevendo um Poema;
Um Poema que tem como tema
A tristeza de uma solidão,
Uma saudade no coração,

Saudade que eu sinto de você,
Que foi embora, não sei por que,
Você se foi e deixou saudade,
Levou também a felicidade,
E o meu coração silenciou;
E, assim como a fonte que secou,
Quase tudo prá mim terminou
E apenas uma coisa restou:
Saudade; essa saudade que
Não me deixa esquecer de você.

José Ricardo Gonçalves
1978

O Leitor Amigo, deve estar achando a "maior monotonia", isso se não tiver desistido da leitura... Imagine então para escrever e chegar nesse ponto... É verdade!!! Até aqui, eu também senti que esse livro está "enfadonho"... Mas... Só até aqui!!!

Eu sentia que alguma coisa precisava mudar e precisava mudar "radicalmente" para melhor!!!

ADEUS, ILUSÕES – Poema Nº 17

Hoje eu peguei um Poema e comecei a ler,
Era um daqueles que falavam do meu sofrer,
Falava de você e de um amor que se acabou,
E daquele dia em que tudo prá mim terminou,
Falava da solidão em que você me deixou,
Falava também da saudade que em mim ficou;
Porém, o tempo passou e muita coisa mudou,
As lembranças tristes que eu tinha, o tempo apagou,
Esperanças que eu alimentava, terminaram,
Morreram, assim como folhas que um dia secaram,
Esperanças de que você voltasse para mim,
Mas, todas elas se acabaram; chegaram ao fim.
Hoje, eu não sinto mais saudade; já sinto alegria;
Estou vivendo mais feliz o meu dia-a-dia;
Na verdade, eu já consegui esquecer você;

Por que esperar por você, que não vem mais? Por que?
Eu sei que você partiu prá nunca mais voltar,
E que não adiantará nada lhe esperar.
Para uma nova vida eu agora vou partir,
E as recordações desse amor não vão mais existir,
Digo adeus à tristeza e também ao sofrimento,
E a você, que não vive mais em meu pensamento.

José Ricardo Gonçalves
27/09/1978

De um certo modo, eu me senti como que "vitorioso" quando acabei de escrever esse Poema, pois, de um certo modo, eu havia "mudado um pouco a temática"...

Era o Segundo Semestre do Terceiro Ano do Curso Técnico Ceramista no SENAI...

"Pesavam na cabeça" os Estudos para o Vestibular e também o Projeto da Indústria de Cerâmica!!!

Seja como for, eu só voltei a escrever em versos no mês de Dezembro, já com o Terceiro Ano concluído, o Projeto concluído e entregue, o Curso Técnico Ceramista concluído, se bem que, na Parte Teórica, pois ainda faltava um ano de Estágio na Indústria Cerâmica... Mas, pelo menos o Segundo Grau estava concluído e eu já podia me matricular na Faculdade!!! Lógico que ainda faltava passar no Vestibular...

Naquela época, não existia o ENEM... Mas imaginem a "tensão" e a "ansiedade" que em mim existia para o Vestibular...

CAPÍTULO

3

Poeta "Querendo Evoluir"

Novas Temáticas nos Poemas

Quando escrevi o Poema Nº 17, eu estava com 17 anos... Mera coincidência... Ou não?

Se, com 17 anos, a gente ainda é adolescente (uns chamam de "aborrecente"...), então com 18 anos a gente já é adulto, não é mesmo?

Então o Poema Nº 18 deveria ser um "poema adulto"?

Lembrando também que eu não numerava os Poemas... E também de alguns poemas que eu havia descartado porque eu os considerava como "demasiadamente infantil"... A presente numeração sequencial eu fiz justamente com a finalidade de organizar os Poemas, em ordem cronológica, para esse livro de memórias...

E, aqui uma "pergunta que não quer calar"... Um pequeno Poema de apenas quatro versos, ou seja, uma "quadrinha", eu deveria numerar como tal?

Acho que não... Lógico que essa resposta jamais será "definitiva"...

O fato é que, desde o "Adeus Ilusões", eu não havia mais escrito nenhum Poema, nos dois meses que se sucederam, mas acabei escrevendo vários "Pequenos Poemas Espontâneos" ao lado de algumas Colegas do SENAI, numa mesa do refeitório... Fui começando a "sentir saudade" do Terceiro Ano e do Curso que terminava... E, fui escrevendo o que vinha à cabeça... E, de um certo modo, "sentindo saudade de algo que eu não sabia o que era"...

Pelo sim, pelo não, resolvi enumerar os "Pequenos Poemas Espontâneos" como se os mesmos fossem "apenas um Poema", assim como alguns Compositores fizeram quando editaram um certo número de Composições para Piano, mantendo, para a publicação, a mesma numeração de Opus, diferenciando apenas com um número sequencial posterior ao Opus, como por exemplo, os Três Noturnos Opus 9 – Nº 1, Opus 9 – Nº 2 e Opus 9 – Nº 3 de Frederick Chopin!!!

O mesmo aconteceu também com diversos Concertos Grossos escritos por renomados Compositores do Período Barroco, nos quais a mesma numeração de Opus costuma ter 6 ou 12 belíssimos Concertos, como é o caso dos 12 Concertos Grossos (Concerti Grossi) Opus 6, de Arcângelo Corelli, os 12 Concertos Grossos, Opus 6, de Georg Friedrich Haendel, e também de "Il Cimento De L' Harmonia de De L' Invenzione" Opus 8 de Antônio Lucio Vivaldi, que é também uma coletânea de 12 maravilhosos Concertos, sendo que o Opus 8 – Nº 1, o Opus 8 – Nº 2, o Opus 8 – Nº 3 e o Opus 8 – Nº 4 são os 4 Concertos que ficaram consagrados com o "apelido carinhoso" de "As Quatro Estações"!!!

Eis, portanto, "Pequenos Poemas Espontâneos":

PEQUENOS POEMAS ESPONTÂNEOS – Poema(s) Nº 18

Mesmo sem um companheiro Violão,
Hoje eu tenho bastante inspiração,
Adeus, Escola, adeus, amigos meus,
Partirei para uma nova vida... Adeus.

.•.

São palavras que todo mundo diz;
Mas são sinceras e vêm do meu coração,
E não da "boca do povo":
A você, Feliz Natal e Próspero Ano Novo!

.•.

Tudo na vida passa; nada fica;
Eu sei que um dia vou te esquecer
E não sofrerei mais com a saudade.
Mas, quando que esse dia vai acontecer?

.•.

Eu queria ser o seu travesseiro,
Ou então a sua cama,
Para estar sempre junto
De você que não me ama.

.•.

A saudade começa a apertar
Como um navio que apita e vai embora
A perder de vista em alto-mar...
O tempo passa correndo; um dia é como uma hora,
Uma hora é como um minuto
E um minuto é como um segundo...
E, nesse tempo tão diminuto,
É que eu digo adeus a todo mundo...

José Ricardo Gonçalves
07/12/1978

Ah, sim!!! O Natal de 1978 também estava chegando!!! Misturado com "fortes emoções"...

Eis que, a exemplo do ano anterior, eu me senti "na obrigação" de escrever mais um "Poema de Natal", no mesmo dia dos "Pequenos Poemas Espontâneos", porém, já em casa, no meu quarto:

É NATAL, É AMOR – Poema Nº 19

É Natal, é amor,
A Voz dos Anjos anuncia:
É Natal, é amor,
É muito mais alegria.
É Natal,
Os sinos tocam "Jingle Bells",
É Natal, é amor,

Tudo é doce como o mel
Nessa época de Paz.
É Natal, é beleza,
Só existe alegria,
Não existe tristeza.

E, para você, esta frase,
Que todo mundo diz,
Mas, que é sincera:
Parte do meu coração
E não da "boca do povo":
Feliz Natal e Próspero Ano Novo!

José Ricardo Gonçalves
07/12/1978

E, com um detalhe: esse Poema foi lido na Missa de Natal daquele ano, na Igreja de Santo Antônio ("do Arraial"), na Avenida Alfredo Maluf, no bairro onde eu morava em Santo André-SP!!! Para mim, era, mais uma vez, a "consagração"...

Mas, o ano de 1978 ainda não havia terminado... E os Estudos concentravam-se para o Vestibular, exame que eu prestei "contra tudo e contra todos"...

Sofria, na época, um verdadeiro "bullying", tanto pelos Colegas do SENAI, como também por vários tios e primos meus que afirmavam categoricamente que eu jamais conseguiria entrar na Faculdade, se eu não tivesse feito o "cursinho", o que também teria sido praticamente impossível para mim, já que o Curso do SENAI era em período integral e tinha inclusive o Projeto, sobre o qual já mencionei!!!

Lógico que o "desafio" que eu enfrentava não era apenas Entrar na Faculdade e "ganhar um ano na minha Vida", mas era "Uma Questão de Honra", já que havia "todo um exército me bombardeando" e "torcendo contra"...

Primeira batalha perdida... A Primeira Fase da FUVEST dava o mesmíssimo "peso" em todas as Disciplinas e, foi realmente desesperador ter conseguido apenas 45 pontos, quando o mínimo necessário para entrar na Engenharia, na Politécnica da USP, era estimado em 48 pontos... Aquela sensação de "ter nadado o oceano" e morrido na praia...

Também fiquei com raiva por ter havido uma questão de Química que, por causa de um erro gráfico, havia sido anulada, já que, dessa forma, acabei fazendo um ponto a menos do que o que eu realmente havia conseguido... Havia um erro gráfico num número de estado de oxidação numa equação química de oxi-redução. Estava impresso 2+ em vez de 3+. Como eu conhecia aquela respectiva equação, eu a resolvi e respondi corretamente questão... Só que esse meu acerto não valeu nada, por causa do erro gráfico... Em vez de 46 pontos, fiz apenas 45, sendo que eu havia acertado a questão que foi anulada. Que raiva!!!

E, como tal, nada de Segunda Fase da FUVEST, onde os "pesos" de Física, Química e Matemática, que eram o "meu forte", teriam tido a devida importância!!! Não tendo conseguido a pontuação suficiente na Primeira Fase, não pude prestar o Vestibular da Segunda Fase da FUVEST...

Perdida a "primeira batalha", no Vestibular, as demais foram, no entanto, todas Vitoriosas!!!

Graças ao Excelente Nível de Ensino da Escola SENAI, e também à importância dos "pesos" das Disciplinas "Exatas" (Física, Química e Matemática), foi que eu consegui a Aprovação, ou melhor, a Classificação, na chamada "Lista de Espera" da Escola de Engenharia Mauá!!!

Além disso, no Vestibular da Mauá, as questões não eram do tipo "teste", ou seja, não dava para "ter sorte acertando os chutes"... As questões eram prá ser respondidas em forma de texto, mostrando os cálculos, o raciocínio, etc. e tal. E, isso para mim, foi um "Grande Aliado"!!!

Sendo 500 vagas oferecidas para os Cursos de Engenharia, era comum a Mauá publicar nos jornais também a "Lista de Espera" com mais 200 nomes!!! O que eu não sabia, e foi uma agradabilíssima surpresa, era que essa Lista era "garantida", já que existia a Estatística do número de pessoas que passavam nas Faculdades Particulares, como era o caso da Mauá, da FEI, do Mackenzie, etc., mas que também haviam ingressado na Politécnica da USP e preferiam "estudar de graça"...

Desse modo, apenas 100 vagas haviam sido preenchidas pelos que constavam nos 500 nomes da Primeira Lista e, com isso, toda a Lista de Espera foi chamada, além de que mais 200 novos candidatos foram Aprovados nesse Vestibular, no qual eu passei!!! E, diga-se de passagem: para "desespero" dos meus "amigos" e parentes que "torciam contra"...

Não sei em que colocação eu fiquei no Vestibular da Escola de Engenharia Mauá, pois a publicação no jornal era pela ordem alfabética. Só sei dizer que foi entre o 500º e o 700º lugar, pela quantidade de nomes nas duas listas...

Mas, enquanto não saíam os resultados, eu também prestava os Exames de Vestibular na Escola Superior de Química Oswaldo Cruz, na Barra Funda, na Capital Paulista, e também na Faculdade de Filosofia, Ciências e Letras de São Bernardo do Campo-SP!!!

Esses dois Vestibulares, eu senti que foram bem mais "fáceis" e, depois que eu havia acabado de me matricular na Mauá (Um Sonho Realizado, apesar de ter sido uma "segunda opção", porém uma Excelente Segunda Opção!!!), eu vi que, na Oswaldo Cruz eu havia me classificado em 21º Lugar e, na "Filosofia, Ciências e Letras de SBC", eu havia passado em 6º Lugar!!! Essa última chegou a telefonar para minha casa, perguntando se eu não ia me matricular...

Lógico que o meu "sonho dourado" era aparecer com a cabeça raspada para "calar a boca" de todos os que "torceram contra"...

Acho que o mundo inteiro nunca teve um "careca tão feliz"... Devo dizer que, caso não tivesse tido o "trote" na Mauá, eu teria raspado a cabeça do mesmo modo!!!

CAPÍTULO

4

Universitário

Vitorioso "contra tudo e contra todos"!!!

Foi sem dúvida, para mim, uma Grande Vitória contra os "opositores"...

Mas... o ano de 1978 ainda não havia terminado e... alguma coisa ainda precisava ser resolvida... Apesar do aparente "belíssimo futuro"...

SEM TÍTULO – Poema Nº 20

Já faz bastante tempo
Que eu tenho algo para dizer
A você, mas não consigo,
É difícil prá mim escrever,
É algo que eu quero dizer,
Mas, não sei como falar,
Nem mesmo como escrever;
Não sei se você vai gostar,
Não sei se você vai me desprezar,
Ou se vai gostar de saber,
De saber... estas palavras...
Palavras que eu não consigo dizer...
Versos que eu não consigo escrever,

E nem mesmo falar. Por que?
Por que será que eu não consigo
Dizer que.... eu amo... você?

José Ricardo Gonçalves
08/12/1978

Como se percebe facilmente, ainda era 1978... Só no ano seguinte foi que eu efetivamente passei no Vestibular... Mas, o que, "no fundo do meu coração", eu sentia, não havia mudado... Nem antes, nem depois de ter conseguido ingressar nos Estudos Universitários...

PENSEI EM VOCÊ – Poema Nº 21

Hoje eu pensei em você,
Não sei dizer o porquê;
Aliás, não foi a primeira vez
Que eu pensei em você;
Eu já pensei outras vezes
Em você, mas, não sei porque,
Eu sinto alguma coisa estranha
Toda vez que eu penso em você.

Hoje eu pensei em você,
E aquela coisa estranha eu senti
Outra vez. Tentei pensar
Em outra coisa, mas não consegui;
Tentei imaginar uma praia,
Uma estrada em qualquer lugar,
Mas, foi apenas a sua face
Que eu consegui enxergar.

Hoje eu pensei em você;
Imaginei você ao meu lado,
Pensei em amar você
E por você ser amado;
Não sei se você vai gostar de saber,
Mas, a verdade é que
Eu não consigo esconder mais nada.
Estou amando você...!

José Ricardo Gonçalves
05/02/1979

Como o Leitor pode perceber... Mudou de ano, mas a temática quase nada mudou... Inclusive, o último Poema de 1978 (Poema Nº 20) parece igualzinho ao primeiro Poema de 1979 (Poema Nº 21).

Por que será?

Essa pergunta talvez não venha jamais a ter uma resposta "convincente", nem mesmo no ramo da Psicologia, Psicanálise, e outras Ciências da Mente...

Por favor, não confunda Ciência da Mente, com ciência demente...

Mas... Foi nesse primeiro ano de Engenharia da Mauá que eu escrevi o primeiro dos cinco "Poemas de um Estudante" (o próximo, logo abaixo)...

Dá prá notar uma nítida "vontade de evoluir", não é mesmo?

Iniciava-se então o ano de 1979 e o Primeiro Ano estudando Engenharia!!!

Na 18ª Turma, também chamada de Turma 18000, estava eu Matriculado com o número 18268/0!!! Um "Sabor de Vitória", sem dúvida, apesar de que ainda haviam muitas batalhas as quais eu precisava Vencer!!!

Básico, o Primeiro Ano era igual para todos e, só na passagem do Primeiro para o Segundo Ano é que era feita a opção, a qual, no meu caso, foi pela Engenharia Química!!!

E, os que "torciam contra", eram quase unânimes em dizer que, como eu havia entrado sem ter feito o "Cursinho", que eu não conseguiria acompanhar o ritmo dos Estudos, pois, supostamente, eu "não tinha base"...

"Apostavam" que eu repetiria o ano, que eu não conseguiria fazer a Engenharia em apenas 5 anos, etc. e tal...

O que essas pessoas jamais sonhavam foi que, além de ter conseguido fazer a Engenharia Química em 5 anos, sem nenhuma "dependência" ("DP"), eu acabei ganhando o Prêmio Escola de Engenharia Mauá, por ter sido o Primeiro Colocado, em notas, na modalidade de Engenharia Química e, como se isso não bastasse, também ganhei o Prêmio Instituto Mauá de Tecnologia, por ter sido o Primeiro Colocado no geral, em todas as modalidades!!!

Tendo passado no Vestibular, eu havia ganho, portanto, uma importantíssima "Batalha"... Mas ainda havia muito mais para "correr atrás"...

No Cálculo Diferencial e Integral, tudo era novidade para mim: Limites, Derivadas, Integral, etc. e tal!!!

No Laboratório de Química Inorgânica, por outro lado, com a experiência do SENAI, eu "tirava de letra", quando fazia os Relatórios das Experiências, lembrando que, naquela época, eu fazia os mesmos na base de Dactilografia!!! Uma pequena Olivetti Lettera 32, portátil!!!

O Desenho Técnico também "causou" impressão e, para alguns colegas, despertou até "inveja", já que eu também estava com a prática do SENAI, na matéria que, para vários outros colegas, estava "começando do zero"!!! Lembrando que, no SENAI, eu havia aprendido o Desenho Técnico até mesmo com o uso da Tinta Nanquim!!!

Ah, sim!!! Já ia me esquecendo de mencionar:

Foi também no Primeiro Semestre de 1979, quando eu já havia iniciado os Estudos de Engenharia na Mauá, que eu finalmente comecei a estudar Violão!!! Comecei "do zero" na Escola de Violão Santisteban e meu Mestre foi o Sílvio Santisteban, excelente Professor e Virtuose na Técnica do Violão!!!

Lógico que o Estudo de Violão fazia parte do desenvolvimento do meu Gosto Musical e, "a essa altura do campeonato", eu não queria apenas ouvir, mas também tocar a Boa Música!!!

O que eu mais queria aprender a tocar era o belíssimo "Abismo de Rosas" (Américo Jacomino (Canhoto)), imortalizado na belíssima interpretação do inesquecível Dilermando Reis!!!

Mas... a Natureza tem seus caprichos... Foi somente uns 21 meses, ou melhor, quase dois anos depois que, finalmente, eu comecei a aprender essa que é uma das minhas Músicas preferidas, que eu mais gosto de tocar no meu Violão!!!

Antes disso, eu aprendi o "Romance de Amor" (Antonio Rovira) que é bastante didática e, quase sempre, é o primeiro solo aprendido pelos que estudam Violão Clássico!!!

Por outro lado, a temática dos poemas "procurava uma evolução"...

POEMA DE UM ESTUDANTE I – Poema Nº 22

Cheguei da Faculdade,
Muitos problemas prá resolver,
Fui tentar fazê-los
Mas, pouca coisa eu consegui entender;
Larguei os problemas;
E, um poema, eu tentei escrever,
Pensei em muitas coisas
Mas eu nada consegui dizer,
Sobre muita coisa
Eu tentei falar, mas foi tudo em vão;
Estava cansado;
Não me chagava inspiração.
Quase meia-noite,
Então eu me lembrei de você,
De você, minha musa,
Comecei a escrever sobre você.
Consegui escrever,
Fiz um poema com o coração;
Só mesmo você
Conseguiu me trazer inspiração.
No dia seguinte
Anda tinha os problemas prá fazer,
Comecei a pensar,
E, aos poucos, eu consegui entender;
Consegui resolvê-los.
Terminei. O trabalho estava feito;
Quase não tinha dúvidas;
Estava mais do que satisfeito.
Lembrei-me novamente
De você, que muito me inspirou,
E que, nos problemas,
Indiretamente me ajudou,
Então eu percebi
Que, prá se obter a resolução
De um problema,
É necessária a dedicação,
Assim como um poema
Necessita de inspiração,
E também do uso
Da linguagem vinda do coração...

José Ricardo Gonçalves
11/05/1979

Com dificuldade e muita dedicação, seguia em frente com o Primeiro Ano na Faculdade... Lógico que sempre existiam aqueles que "invejavam" o meu desempenho e me chamavam de "CDF"...

Curioso que, naquela época, não se falava em "bullying", nem nada similar...

Mas, conforme já mencionei, a "nossa geração" enfrentou com naturalidade e "tirou de letra" esse problemas que, ao que parece, os "estudantes de hoje" não conseguem suportar...

Por que será?

Lógico que as Férias de Julho de 1979 eram muito mais do que esperadas... A Mauá Engenharia era "Anual", mas existiam algumas matérias que eram "Semestrais". Desse modo, minhas férias tiveram início "um pouquinho mais cedo" do que a de diversos outros colegas, que, não tendo ainda "fechado" nas notas, tiveram que passar mais alguns dias nos "bancos escolares universitários", para fazer as provas "Substitutivas" e, em alguns casos, a "Segunda Época"...

E eu, já de Férias... Um pouquinho antes do início de Julho de 1979...

Aliás, por outro lado, eu também já era "Maior de Idade", pois o mês de Abril já tinha passado e eu já havia completado os meus 18 Anos!!! Havia iniciado meus Estudos Universitários ainda "menor de idade", com 17 anos!!!

Enorme expectativa, inclusive, para poder começar a ver nos cinemas os filmes que eram, até então, proibidos para 18 anos, mas que, com o tempo, foram sendo gradativamente liberados para 16, 14 e até mesmo 12 anos...

E pensar que eu havia sido barrado no Teatro Popular do SESI, na Avenida Paulista, porque faltavam alguns poucos dias para completar os 18 anos e, desse modo, não me deixaram assistir à Peça Teatral "O Poeta da Vila e Seus Amores", a qual homenageava o inesquecível Noel Rosa, que eu tanto gostava!!! Aliás, eu continuo gostando de seu maravilhoso Repertório Musical!!!

Ah, sim!!! Uma curiosidade irônica: em 1978 havia passado em diversos cinemas o filme "O Cortiço", baseado no livro homônimo de Aluísio Azevedo!!! Como eu tinha apenas 17 aninhos, não pude assistir a esse filme na "telona"... Por outro lado, em termos de Literatura Brasileira, a leitura desse e de outros diversos livros era de fundamental importância, pois podia cair no Vestibular...

Vá entender... O que, na tela do cinema era proibido para mim, no livro era praticamente obrigatório...

POEMA DE UM ESTUDANTE II – Poema Nº 23

Finalmente, depois de tantos cálculos,
E tantas provas de tantas matérias,
Tantos limites, tantas derivadas,
Tanta fadiga... Chegaram as férias!
O que vou fazer agora? Não sei.
O que eu quero é esquecer um pouco
De tantas equações, de tantos números
Que deixam qualquer estudante louco.
No momento, o que eu quero é descansar.
Abro a gaveta e o que vejo então:
Um poema. Então é que eu me lembro
De alguém que me traz inspiração,
De alguém que me faz esquecer de tudo,
Até mesmo da mais profunda dor.
Esse alguém de quem falo é você,
Você minha musa, meu grande amor,
Agora eu já sei o que fou fazer,
Vou voltar novamente aos seus braços,
Quero ouvir outra vez a sua voz,
Sentir mais uma vez os seus abraços,
Outra vez o calor dos beijos seus.
E, para terminar, vou dizer que
Na verdade, você prá mim é tudo,
Mais do que tudo, eu amo você.

José Ricardo Gonçalves
06/07/1979

E, se eu sou conterrâneo de Gonçalves Dias, lógico que a minha terra também tem palmeiras, não é mesmo?

O fato é que, além da belíssima "Canção do Exílio" do Poeta Indianista Gonçalves Dias, diversos Poetas também fizeram Poemas utilizando esse "tema recorrente"...

A Campanha da Fraternidade de 1979 falava sobre o Meio Ambiente, a Ecologia...

Foi aí, por sinal, no mesmo dia do poema anterior, que, "num estalo", eu coloquei no papel a "minha versão" da "Canção do Exílio"...

POEMA ECOLÓGICO – Poema Nº 24

Disse um grande Poeta
(Seu nome: Gonçalves Dias)
Na Época Romântica
Numa das mais belas Poesias:
"Minha terra tem palmeiras
Onde canta o sabiá
E as aves que aqui gorjeiam
Não gorjeiam como lá".
Será que nos dias de hoje
Ele teria inspiração
Prá dizer coisas tão lindas,
No meio de tanta poluição?
Será que ele ainda iria ver
Tanto sabiá aqui cantar,
E tantas aves e palmeiras
Aqui, neste lugar?
Será que ele não iria
Tanta fumaça respirar
Com tanta poluição
Aqui, neste lugar?
O que eu digo
Não é exagero, não.
É a pura verdade
Sobre a poluição.
A poluição sonora,
A poluição do ar,
A poluição dos rios,
Reinante neste lugar.
Cinza no lugar do verde,
Tosse no lugar da voz,
Galhos secos no lugar das folhas,
O que será de nós?
Mas, ainda é tempo;

Vamos lutar juntos, meu irmão
Contra este terrível inimigo
Que é a poluição.
Para que novamente
Possamos dizer de coração
O Poema de Gonçalves Dias,
A verdadeira Canção
Que diz: *"Minha terra tem palmeiras*
Onde canta o sabiá
E as aves que aqui gorjeiam
Não gorjeiam como lá".

José Ricardo Gonçalves
06/07/1979

Voltei a "citar" a "Canção do Exílio", de Gonçalves Dias, num outro poema que escrevi no final de 1983, quando já estava me formando Engenheiro Químico!!!

Mas... vamos por partes... Nesse ponto da narrativa, ainda estou no Primeiro Ano, um ano básico...

E foi também nessa época, num Domingo – 10/06/1979 – às 10:00 da manhã, no Theatro Municipal de São Paulo-SP, que eu consegui realizar um Grande Sonho que era o de assistir a um Concerto Sinfônico!!!

Nesse ano, comemorava-se do 30º Aniversário de Criação da Orquestra Sinfônica Municipal de São Paulo-SP e, ironicamente, eu ainda não conhecia nenhum dos Compositores do Programa desse Concerto, exceto o Francisco Braga: lógico que eu só o conhecia como sendo o Compositor da Música do Hino à Bandeira Nacional, juntamente com o Poeta Olavo Bilac, que compôs a respectiva Letra...

Eis o Programa do meu Primeiro Concerto, ou melhor, do Primeiro Concerto ao qual tive a "felicidade" de assistir ao vivo:

– Carl Maria Von Weber (1786 – 1826): Abertura da Ópera "Der Freischütz (O Franco Atirador)".

– Jean Sibelius (1865 – 1957): Concerto para Violino e Orquestra em Ré Menor – Opus 47.

– Francisco Braga (1868 – 1945): Minueto para Cordas.

– Ottorino Respighi (1879 – 1936): I Pini Di Roma (Os Pinheiros de Roma) (Poema Sinfônico composto em 1924).

O Regente convidado foi o Maestro Espanhol Enrique Jordá e o Solista de Violino (do Concerto de Sibelius) foi o Violinista Búlgaro Gyorg Pauk!!!

Eu inclusive havia achado "estranho" que, após o Concerto para Violino de Sibelius, Gyorg Pauk, após os calorosos aplausos, havia falado algo em Inglês e tocado uma Peça em Solo, cujo título eu não entendi e que não estava no programa... Eu ainda não sabia que ele estava "dando um bis", nesse caso, incluindo um "extra", o que é comum quando o Músico é calorosamente aplaudido como ele foi...

Ironicamente, o Minueto para Cordas de Francisco Braga é a única Música desse Concerto que até hoje eu ainda não voltei a ouvir, e que também não encontrei em nenhum CD (nacional ou importado) e nem achei na Internet...

As demais Músicas eu não só voltei a ouvir ao vivo como também tenho gravações das mesmas em LP e CD!!!

ENCONTRO – Poema Nº 25

Numa noite como esta
Algo estranho eu senti
Naquele exato momento
Em que eu a conheci;
Era noite de Verão,
Reluzia o luar
E as estrelas do céu,
E eu vi você chegar;
Paramos prá conversar,
E aquela sensação
Dentro de mim, eu sentia,
Sentia no coração,
Foi um Prelúdio que ouvi,
Ao ouvir a sua voz,
E um laço de amizade
Apareceu entre nós;
E hoje eu tenho comigo
O valor de uma amizade
Que é bastante preciosa

E me traz felicidade,
Mas, ao pensar em você
É aquela sensação
Estranha, que faz pulsar
Mais forte o meu coração;
Hoje eu quero encontrá-la,
E dizer toda a verdade,
Dizer que o que eu sinto
Não é somente amizade,
Mas, eu não sei se você
Vai gostar de saber que
Na realidade eu...
Estou amando você.

José Ricardo Gonçalves
20/10/1979

Aliás, por pouco que esse poema não teria ficado "sem título", mas o título foi sugerido por uma Prima minha, de saudosa memória, já que ela partiu para o Oriente Eterno, "bem antes do combinado", como diria o "Cantadô" Rolando Boldrin...

Lírico?

Romântico?

Talvez sim... Talvez não...

O certo era que eu "despertava inveja"... Tinha, "teoricamente" um futuro maravilhoso... Em quase todos os sentidos... Quase todos, pois algo continuava faltando e, "desgraçadamente", começava a fazer cada vez mais falta...

O que estaria acontecendo? Eu era pessimista? "Sonhador"? Ou realista?

Era Dezembro de 1979 e, já estava de Férias, "antes do início das mesmas", já que não havia nenhuma Prova de Segunda Época para fazer!!! Já estava aprovado para o Segundo Ano e... nenhuma "Dependência", ou, em outras palavras, nenhuma "DP"!!!

E, pelas boas notas, a Opção pela Engenharia Química, a Primeira Opção, estava muito mais do que garantida!!!

Nos poemas, continuava "sentindo a necessidade de evoluir"...

Mas... eu achava difícil evoluir...

CONTRASTES – Poema Nº 26

Tentei escrever um poema,
Tentei, mas não consegui,
Procurei um tema
Mas eu nada consegui,
Tentei fazer a poesia
Unindo toda a beleza,
Tentei falar de alegria
Mas só falei de tristeza,
Tentei falar sobre felicidade
Mas só falei da dor,
Foi falando de saudade
Que eu tentei falar de amor,
Tentei falar da doçura,
Do sabor do mel,
Mas só falei da amargura,
Do sabor do fel,
Tentei falar do calor,
Mas só falei do frio;
E, tentando falar desse amor...
Foi eu falei... do vazio.

José Ricardo Gonçalves
10/12/1979

Só que o ano de 1979 ainda não havia terminado...

Conforme já havia comentado, eu me sentia como que "na obrigação" de escrever mais um "Poema de Natal"...

CHEGANDO O NATAL – Poema Nº 27

Estamos em Dezembro,
A cidade se enfeita de luz
Para comemorar
O Nascimento de Jesus;
Enfeites coloridos,
Discos tocando "Jingle Bells",
E, nas portas das lojas,
O conhecido Papai Noel;

"O que você quer ganhar?"
Pergunta ele a uma criança;
"Eu quero um trem elétrico"
Responde o menino com esperança;
"E eu quero uma boneca".
É o que responde a menina. Ela
Que também espera
Que o Papai Noel venha à sua janela;
E o comércio aumenta,
E as pessoas dão aquele apreço
Aos presentes à venda
Nas lojas pelo mais alto preço;
Pensemos nisso tudo;
Pensemos também nos presentes
Que queremos enviar
Aos nossos amigos e parentes;
Contudo, é importante
Que não nos esqueçamos jamais
De que estamos no Natal,
ÉPOCA DE MUITO AMOR E PAZ;
E, prá você, meu irmão,
A frase que todo mundo diz:
Que você viva um Bom Natal
E um Ano Novo muito feliz!

José Ricardo Gonçalves
15/12/1979

E chegou 1980... Segundo Ano... Engenharia Química...

Nesse ano, no qual eu completei meus 19 anos de idade, eu continuei progredindo nos Estudos e continuava "causando inveja" em certas pessoas... Bastante gente conhecida "queria estar no meu lugar"...

Esse ano de 1980, no entanto, foi o pior ano da minha vida, em termos de frustrações... Não entrarei em detalhes, pois o que eu teria que escrever alongaria demais esse livro, no qual eu quero destacar o que foi positivo, o que eu pude aproveitar e levar prá frente, como Aprendizado!!!

Não convém detalhar o quão sofrido foi para mim o ano de 1980, apesar de ter continuado o progresso nos Estudos Universitários, no Violão e também nas aulas de Inglês... Mesmo porque não encontraria as frases corretas para narrar os detalhes do que eu vivia "internamente"...

Nem Freud explicaria...

Prefiro deixar que os poemas falem por mim...

No início de 1980, pela primeira vez, classifiquei um poema meu como sendo um Soneto, embora que eu já tivesse escrito alguns poemas com 14 versos, conforme citei há algumas páginas atrás...

SONETO Nº 1 – AMANHECENDO – Poema Nº 28

Nesta manhã eu vi o sol nascer,
No horizonte eu o vi despontar,
E sua dourada luz a clarear
O azul do céu no amanhecer.

E, como a luz de um raio solar
Clareando a janela ao alvorecer,
Senti alguma coisa acontecer,
Foi então que eu vi você chegar.

Naquele momento você chegou,
E muita alegria você me deu,
Como a luz do sol no alvorecer.

Foi realmente com a luz do sol
Que no fim do dia se escondeu.
E eu vi você desaparecer.

José Ricardo Gonçalves
23/02/1980

SONETO Nº 2 – SEDE – Poema Nº 29

Sentir sede; isto é que é sofrer,
É como uma fogueira ardendo
Dentro do corpo. E a alma sofrendo,
Querendo um copo de água prá beber.

Sentir sede é agonizar, sofrer,
Num desespero, querer saciar,
Matar a sede que só quer matar,
Querer a vida. Não querer morrer.

Mas o pior mesmo é quando se vê
Um rio ou lago com bastante água,
Mas é ilusão que dura um momento.

E aqui eu sinto sede de você;
Dentro de mim eu tenho esta mágoa
De estar vendo você... no pensamento.

José Ricardo Gonçalves
05/03/1980

E, coincidentemente, uma ligação, ou, de certo modo, um encadeamento, liga o final do Soneto Nº 2 ao poema seguinte... A última frase do poema anterior é quase que idêntica ao título do próximo poema! Mera coincidência, mesmo porque o poema seguinte eu escrevi 4 meses depois... Apesar de que dizem que "nada acontece por acaso"...

VOCÊ EM MEU PENSAMENTO – Poema Nº 30

No pensamento eu tenho você,
Eu paro e começo a imaginar,
Sinto então a sua presença,
Vejo a ternura do seu olhar,
Ouço a sua voz melodiosa
Dizendo baixinho que me quer,
Em seu rosto moreno eu vejo
Um belo sorriso de mulher.

No pensamento eu tenho você,
Sinto o seu corpo em meus braços,
Vou vivendo um grande momento
Em meio ao calor dos seus abraços;
Vejo você na imaginação,
Sinto os nossos lábios se encontrando,
A sensação de um beijo seu,
E você, cada vez mais, me amando.

No pensamento eu tenho você,
E eu continuo a imaginar
Seu rosto, seu sorriso, sua voz,
E o brilho desse seu olhar,
Pois só mesmo na imaginação
É que eu vejo você, mulher,
Pois eu sei que você está longe,
Porém, não sei se você me quer...

José Ricardo Gonçalves
01/07/1980

Oito dias depois do poema acima, o inesquecível Poeta Vinícius de Moraes partiu para o Oriente Eterno.•. ... Com 67 anos incompletos, Vinícius partia "antes do combinado", como diz o "Cumpadre" Rolando Boldrin...

Naturalmente, eu me senti "na obrigação" de homenagear o Poeta, usando "incidentalmente" alguns versos do "Soneto de Separação" e também da Música "Ai Quem Me Dera" (Vinícius de Moraes), que havia sido gravada pela inesquecível Clara Nunes!!!

POEMA A UM GRANDE POETA – Poema Nº 31

Partiu para sempre o Grande Poeta,
O Grande Músico e Compositor,
Foi-se embora, mas, deixou sua Obra,
Suas Poesias falando de amor,

E aqueles Sambinhas que nós gostamos
De cantar e tocar no Violão,
E também os belíssimos Poemas
Como o "Soneto de Separação";

Apagou-se de repente um sorriso,
"...De repente, não mais que de repente..."
Esperamos apenas que sua Obra
Seja por nós lembrada eternamente;

"...Ai quem me dera ao som de madrigais,
Ver todo mundo para sempre afim,
E a Liberdade nunca ser demais,
E não haver mais solidão ruim..."

Ai, quem me dera poder conhecer
Mais um pouco da Obra desse Autor,
A Poesia e também a Música
Do Grande Poeta e Compositor

Que nos deixou *"...não mais que de repente...";*
Foi-se embora e não voltará jamais.
Para você, nossa homenagem póstuma;
Para você: Vinícius de Moraes.

José Ricardo Gonçalves
13/07/1980

E, com relação ao poema seguinte, alguém na Faculdade havia me elogiado, pois eu estava "bem natural"...

"Interiormente", eu questionava: "Como assim, natural?"...

SONETO Nº 3 – EGOCENTRISMO – Poema Nº 32

Gostei de você; você nem ligou;
Procurei você; você não me quis;
Tentei convencê-la; não fui feliz;
Exaltei você; você me humilhou.

Não a quis mais; fechei o coração;
E um ódio profundo
Isolou-me do restante do mundo,
Abracei apenas a solidão.

Este rancor, dentro de mim cresceu
E, não tive mais sequer, um amigo,
Acabei com todo o meu romantismo.

Todo o lirismo desapareceu,
E, só uma coisa vive comigo
Neste meu vazio: o egocentrismo.

José Ricardo Gonçalves
14/09/1980

VIVER – Poema Nº 33

Então eu me pergunto:
“O que é viver?”
E fico na dúvida,
Não sei responder.

Será que viver
É gostar de fazer
Somente o que gosto
E o que me dá prazer?

Ou será que viver
É sinônimo de sofrer?
Afinal, eu me pergunto:
"O que é viver?"

Será que viver
É querer o sossego,
Fechado dentro de um quarto,
Satisfazendo o próprio ego?

Ou será que viver
É querer o bem
De todas as pessoas,
Sem distingüir a ninguém?

Será que viver
É ser feliz, cantar?
Ou é carregar tristezas,
Chorar, desesperar?

Será que viver
É querer ser feliz
E, por causa disso,
Acabar sendo infeliz?

Ou será que viver
É ter ao me lado
A musa inspiradora,
E, por ela não ser amado?

Ou então viver
É querer declarar

Meu amor a uma mulher
E a timidez não deixar?

Ou será que viver
É não se sentir bem
Nos melhores momentos,
Por estar sem ninguém?

Será que viver
É não ser capaz
De acabar de uma vez
Com as perturbações mentais?

Será que viver
É ter medo de morrer,
Valorizar a vida
Mesmo que seja eterno sofrer?

Ou será que viver
É se deixar desesperar
Não querer mais a vida,
E querer se matar?

Ou será que viver
É não encontrar um tema
Que seja mais alegre
Prá escrever um Poema?

José Ricardo Gonçalves
30/11/1980

Eita "aninho" de 1980 que não terminava...
Chegava 2000, mas 1981 não chegava nunca...
Mesmo sabendo que o Natal e o Ano Novo estavam próximos...

PRESENTE DE NATAL – Poema Nº 34

Eu gostaria de voltar a ser
Por um instante uma criança e ver
O Papai-Noel à minha frente
E pedir-lhe então um presente:

A ele eu queria pedir
Que o Amor voltasse a existir,
Que fizesse a violência acabar,
E que a Paz voltasse a reinar,
Que no céu eu pudesse olhar
E ver os passarinhos a voar,
E nunca aqueles aviões roncando
E à Terra bombardeando,
Que o céu tivesse aquele tom azulado
E nunca o cinza enfumaçado,
De dia eu queria ver o Sol brilhando,
De noite, as Estrelas cintilando,
Pediria que não existissem brigas,
Que todas as pessoas fossem amigas,
Que todo mundo se cumprimentasse,
Que, do próximo, todo mundo gostasse,
E, que aquela Mensagem de Feliz Natal
Fosse muito mais Fraternal,
E que a Paz tosse total
Para todos nós neste Natal!

José Ricardo Gonçalves
10/12/1980

Mas... o "fatídico" ano de 1980 ainda não havia terminado...

TRISTEZA – Poema Nº 35

"Você precisa se divertir"
Foi o que me disse um amigo,
Mas, acabar com essa tristeza
É uma coisa que não consigo;
"Só um caso de mulher é que pode
Levar um homem a esse estado"
Foi o que me disse um amigo
Ao me ver assim amargurado;
E outra pessoa já me disse
Que eu pareço estar muito cansado,
Eu me sinto totalmente só,

Mesmo com amigos ao meu lado,
E eu não queria ser tão isolado
Eu queria me sentir mais alegre,
Acabar com tais perturbações,
Antes que o tédio me desintegre,
Quero me sentir outra pessoa
Que sinta muito mais alegria,
E quero falar dessa alegria
Em minha próxima poesia.

José Ricardo Gonçalves
28/12/1980

Xô, 1980!!!

Que ano "macabro"...

Pelo menos, o ano de 1981, ao que tudo indicava, eu estava iniciando "com o pé direito"...

Ainda de Férias, eu escrevi o primeiro Poema desse ano:

POEMA DE UM ESTUDANTE III – Poema Nº 36

Aqui estou eu na mesa do meu quarto,
A lâmpada fluorescente ligada,
Folheando um livro ou caderno
E mexendo com toda a papelada,
A mesa cheia de papéis e livros
Em meio à solidão de meu quarto,
Equações, esquemas e outras coisas,
De tudo isto eu já estou farto,
Tem uma prova no dia seguinte,
Estudei, mas pouca coisa eu sei,
Muitos exercícios prá resolver
E, nem sequer na metade eu cheguei,
Quase duas horas da madrugada,
Ao som de Bach, Bethânia ou Bee Gees,
A cabeça repleta de problemas,
Penso na musa e sinto-me infeliz;
E um ataque de nervos acontece
No momento em que o raciocínio falha,

E, ao descobrir o erro, só de raiva,
É que eu atiro ao chão toda a tralha;
O Fim do Ano então é que é pesado,
Provas finais de todas as matérias,
Nessa época o cansaço é total,
Mas, finalmente começam as Férias!
Com todo este esforço e esta fadiga
O que carrego é uma felicidade,
Eu me sinto mesmo muito feliz
Em saber que eu entrei na Faculdade.

José Ricardo Gonçalves
22/01/1981

De fato, estudar numa Faculdade como a Mauá Engenharia era para mim a "mola propulsora" da minha vida, principalmente quando me lembrava de quantos parentes e amigos que desacreditavam totalmente que eu pudesse passar no Vestibular, conforme já mencionei acima...

Outro fato marcante do início desse ano de 1981 foi a minha primeira viagem de ônibus de "longo percurso", já que foram 19 horas de ônibus de São Paulo-SP para Foz do Iguaçu-PR...

Conforme mencionei antes, essa foi a segunda vez que viajei para fora do Estado de São Paulo, já que a primeira vez tinha sido a Viagem para Poços de Caldas-MG em 1978...

E (por que não dizer?), também foi a minha primeira Viagem Internacional, já que eu havia atravessado a Ponte da Amizade e conhecido Presidente Stroessnerr (que atualmente se chama Ciudad D'El Este), no Paraguay, e também havia feito uma travessia de barquinho para Puerto Iguassu, na Argentina!!! A Ponte Tancredo Neves ainda não havia sido construída, para ligar Foz do Iguaçu-PR a Puerto Iguassu!!!

Também não demorei para escrever o próximo Poema:

CINZAS – Poema Nº 37

Acabou o Carnaval,
Quarta-Feira apareceu,
Já tirei a fantasia
E já voltei a ser eu;
Já bebi, me embriaguei,
De ressaca eu já estou,
Já pulei, já fui feliz,
E a tristeza já chegou,
Já dancei e já sambei,
Já cantei; já me calei,
As tristezas... esqueci;
Esqueci, e já relembrei...
Um sorriso bem fingido,
Alegria disfarçada,
Fantasia já não serve,
Está velha e desbotada;
A avenida onde sambei
Já não está mais enfeitada,
Os Lixeiros já fizeram
Dos papéis a retirada;
Todos os blocos passaram,
O desfile já acabou,
Apagaram-se as luzes,
E o sol já despontou,
As escolas desfilaram,
Os foliões já sambaram,
As mulatas já gingaram,
E, prá casa já voltaram;
E, prá casa eu já voltei,
E o tédio também voltou,
O disfarce, a fantasia
O Lixeiro já levou,
Já chegou a Quarta-Feira,
Da folia estou cansado,
Triste, totalmente só,
E, sem ninguém ao meu lado.

José Ricardo Gonçalves
04/03/1981

Sobre "gostar ou não de Carnaval", eu poderia escrever um "outro livro"...

Basta dizer que, quando criança, eu gostava de ir com meus Pais e meus Tios à "matinê" do Clube de Regatas Santista, em Santos-SP, agremiação essa que, infelizmente, não existe mais. Desnecessário dizer que era um Carnaval muito mais decente, familiar, e no qual predominavam as inesquecíveis "Marchinhas"!!!

Fora isso, os melhores Carnavais foram os que eu passei trabalhando nas Plataformas de Petróleo da Bacia de Campos e também da Bacia de Santos!!!

Não existe Feriado de Carnaval "mais sossegado" do que esse, já que, em terra, mesmo que a gente queira "procurar o sossego", um hotel-fazenda, por exemplo, em Feriados como esse, tais "pacotes" chegam a custar mais do que o quíntuplo do preço de outras diferentes épocas do ano...

"Satiricamente" eu comentava que preferia passar o Carnaval desfilando com os "Descamisados do TSR" no "Bloco de Coroamento"... "Catarina da Cunha" e "Kelly Torres" eram a "Porta-Bandeira" e a "Porta-Estandarte"...

Nota do Autor: Acho "chatíssimo" estar lendo um livro e ter que pular para o "rodapé" para se ler uma "Nota do Autor"... Por essa razão, prefiro colocar essa nota aqui mesmo, durante a narrativa:

TSR (Tubbing Seal Receptacle) é um equipamento da coluna de produção num Poço de Petróleo que é uma junta de expansão e, dessa forma, é formado por uma "camisa" e um "mandril" que proporciona possíveis variações de comprimento, conforme mudanças de pressão e/ou temperatura. O funcionamento do mesmo é mais ou menos como uma caneta esferográfica da qual se retire e re-coloque a carga dentro da mesma... O movimento é bem similar ao Mandril (carga) dentro da Camisa (o corpo da caneta)...

Bloco de Coroamento é o topo da Torre da Sonda de Petróleo, onde existem as diversas polias (roldanas) necessárias aos movimentos de subida e descida da tubulação de Perfuração ou de Produção.

"Catarina" é um "apelido brasileiro" do *"Travelling Block",* a Polia Viajora. A Cunha sustenta a tubulação na "Mesa Rotativa" enquanto é feita ou desfeita uma conexão (rosqueamento) da tubulação.

"Kelly" é a Haste Quadrada que recebe o torque da Mesa Rotativa e transmite o giro para a Coluna de Perfuração que, por sua vez transmite o giro até a Broca que perfura o Poço de Petróleo!!!

E, lógico, *Torre* é a estrutura que suporta todo esse equipamento, ou seja, a estrutura de uma Sonda de Petróleo...

Lógico que eu sempre considerei também como a maneira mais segura de se passar o Feriado do Carnaval... Numa Sonda de Petróleo, onde pelo menos a criminalidade é praticamente inexistente..

Dito isto, voltemos aos Poemas...

SONETO Nº 4 – QUATRO COMPANHEIRAS – Poema Nº 38

Nas horas de dúvida e timidez
E em alguns momentos de alegria,
Aqui em meu quarto estou com vocês
Fazendo-me uma boa companhia.

Nas dificuldades dos meus problemas,
Na tristeza e também na solidão,
No que tento escrever em Poemas,
No que tento tocar no Violão.

E, quando eu me vejo desesperado,
Com tais perturbações em minha mente,
E, totalmente só, amargurado...

Em meu quarto, eu olho para frente,
Vejo que vocês estão ao meu lado,
Vocês... quatro paredes do ambiente.

José Ricardo Gonçalves
16/05/1981

O ano de 1981 prosseguia...

Melhor do que 1980? Com certeza!!!

Mas... ainda estava muito longe do ideal que eu tanto queria concretizar...

Na Faculdade, o Terceiro Ano da Engenharia Química estava mais difícil do que o Segundo Ano... Mas, por outro lado, tratava-se de uma "dificuldade muito mais agradável", já que eu já começava a ter matérias bem específicas, da própria Engenharia, e não mais aquele "básico obrigatório"... Já tinha passado pelas dificílimas Física II e Cálculo II, no ano anterior...

Já estava estudando e começando a fazer Projetos de Transmissão de Calor, Transporte de Massa, etc. e tal... Já estava começando a me sentir rumo à Engenharia!!!

Lógico que ainda haviam muitos questionamentos...

CONTEMPORÂNEO – Poema Nº 39

Será que vale a pena escrever,
Fazer uso de um vocabulário
Meticuloso, por assim dizer,
E ainda ser chamado de otário?
Será que vale a pena rimar
Amor com flor, ou então com rancor,
E ser obrigado a escutar
Alguém me chamando de sonhador?
Será que vale a pena eu me fechar
Na total solidão deste meu quarto?
Sempre a mesma coisa prá pensar:
Idéias das quais eu já estou farto...
Será que vale a pena viver
Com tais obstáculos prá enfrentar,
Com tantos problemas prá resolver,
E, sem ninguém para me ajudar?
Será que vale a pena rimar?
Será que vale a pena escrever?
Será que vale a pena eu me fechar?
Será que vale a pena viver?
Será que vale a pena isso tudo?
Será que vale a pena sonhar?
Isso talvez valha a pena. Contudo
Será que vale a pena amar?

José Ricardo Gonçalves
16/07/1981

Tentava "novas linguagens" nos poemas...

Estava conseguindo? Não sei dizer...

Mas, acho que uma coisa era certa:

No que eu escrevia, havia sinceridade...

PRÁ QUEM DIZ QUE SOU ULTRAPASSADO – Poema Nº 40

Velhos poemas, velhas frases,
Papéis velhos, amarelados,
Palavras totalmente arcaicas,
Versos pouco rimados;
Amores vêm, amores se vão,
Tristeza se vai, tristeza volta,
Ora estou de bem comigo,
Ora, em total revolta,
Se estou alegre,
Os amigos estão ao meu lado,
Porém, eles estão bem longe,
Quando me sinto só. Isolado.
É tempo de férias,
A praia lotada,
Todo mundo feliz,
E minha mente atrapalhada,
O rádio transmite futebol,
Meu time, perdendo,
Prá mim, pouco importa,
Prá ninguém eu estou torcendo,
Encontro marcado com a garota,
De repente, ela não me quer mais,
Onde foi que eu errei?
Fui romântico demais?
Tudo continua igual,
É a mesma situação,
Mesmas palavras, mesmos pensamentos,
E, também a mesma solidão.

José Ricardo Gonçalves
29/07/1981

Uma coisa era certa: Ao contrário de certos "conselhos" que algumas pessoas me davam, eu me recusava a "gostar de modismos" para satisfazer as pessoas com as quais eu convivia...

Em outras palavras: quem quisesse gostar de mim, tinha que gostar de mim do jeito que eu era: Ao contrário do que muitos pensavam, não era necessário que as pessoas gostassem de Música Erudita, mas que me deixassem gostar de Música Erudita!!! Não era necessário detestar "discoteque", por exemplo, mas que não me obrigassem a gostar do que eu não gostava, aliás, do que eu não gosto, até hoje!!!

Nesse época, eu também tocava Violão e já havia aprendido a tocar o tão sonhado "Abismo de Rosas" (Américo Jacomino "Canhoto"). Também "ajudava" na Celebração da Missa no Domingo às 10:00 da manhã na Igreja de Santo Antônio no "Arraial", o bairro em que eu residia em Santo André-SP, vizinho ao Parque das Nações.

Havia inclusive quem dizia que eu era "puxa-saco do Padre"...

A convivência com o Grupo de Jovens foi também um capítulo muito interessante nessa fase da minha vida e, ironicamente, severamente criticado por outras pessoas Católicas, como por exemplo, os mais Pais... Inacreditável, mas era verdade!!!

PEQUENO POEMA PARA UM GRANDE SENTIMENTO – Poema Nº 41

Aquele que encontrou um Amigo
Encontrou na verdade um tesouro,
A Amizade deve ser cultivada,
É um sentimento que vale ouro.

Ter um companheiro ao nosso lado
Nas horas de alegria e de tristeza
É o melhor que podemos conseguir,
É realmente a maior riqueza.

Nossa vida é mesmo muito feliz
Quando temos uma grande Amizade,
Mas, a Amizade só terá valor
Quando ela tiver sinceridade.

Prá quem vive isolado, a solidão
É como um verdadeiro castigo;
Contudo, é grande a recompensa
De quem é Amigo de um Amigo.

Se todos os homens fossem Amigos,
Se a Amizade entre nós fosse geral,
Não haveriam guerras nem conflitos,
E a Paz no Mundo serial total.

Portanto, não se esqueça, meu Amigo,
Que, em qualquer lugar ou situação,
A Amizade é a própria felicidade.
E, esta regra só tem uma exceção:

É quando estamos apaixonados
Tentando encontrar a Felicidade,
Porém, a pessoa amada nos diz
Que quer apenas a nossa "Amizade"...

José Ricardo Gonçalves
30/08/1981

Dizem que "nada acontece por acaso"...

Quando escrevi o Poema acima, o que eu não sabia era que os dois primeiros versos, os quais acreditava que eram "de minha autoria", estão na Bíblia, no Eclesiástico, Capítulo 6, Versículos 14 a 17!!!

Foi com grande "surpresa" que vi que o que eu escrevia estava na Bíblia, apesar de só ter sabido da existência do respectivo Versículo vários meses depois que eu havia escrito o "Pequeno Poema Para Um Grande Sentimento"...

Não sabia dizer se eu estava "Sintonizado", ou se eu havia cometido um "plágio acidental"...

Menos de 2 meses depois, na Avenida Tiradentes, próximo à Estação Tiradentes do Metrô, estava eu na Platéia do Teatro Franco Zampari, que pertence à Rádio e TV Cultura de São Paulo-SP, onde foram gravados inesquecíveis Programas tais como "Viola Minha Viola", "É Proibido Colar", "Quem Sabe Sabe" e também o "Recital" que era apresentado pela Nídia Lícia!!! Estava na plateia do Teatro Franco Zampari, assistindo a uma gravação do Programa "Recital" quando me veio a inspiração para escrever o seguinte Poema:

SONETO Nº 5 – PALCO – Poema Nº 42

Somos um palco todo iluminado,
Um colorido totalmente lindo,
Um espetáculo sendo apresentado
E a plateia, vaiando ou aplaudindo.

Encena-se no palco uma comédia
E todos dão gostosas gargalhadas,
Encena-se, porém, uma tragédia
E as pessoas ficam emocionadas.

No meio de tantas luzes e cores,
Há algo que ninguém se importa em ver,
Mas que possui enorme valor:

O que ninguém vê são os bastidores;
Realmente ninguém quer perceber
O que emana do nosso interior!

José Ricardo Gonçalves
07/10/1981

Posso dizer que esse é um dos meus "Preferidos"!!!

Poucas vezes eu consegui expressar um sentimento como esse que expressei nesse Soneto Nº 5!!!

Tive a idéia durante a gravação do Programa "Recital" (gravado no Teatro Franco Zampari e que ia ao ar pela excelente TV Cultura de São Paulo-SP), mas como não tinha caneta e papel na mão, fui escrever o mesmo só no momento em que eu cheguei em casa, no mesmo dia!!!

Coincidência ou não, 07/10, ou seja, 7 de Outubro, que foi a data na qual escrevi o Poema acima, se for "invertida" a data, como na notação no Idioma Inglês, 10/07 seria entendida no Brasil como 10 de Julho!!! A data do Aniversário de minha Esposa, a Netinha, que eu conheci pouco mais de 3 anos depois, em Salvador-BA...

E, para quem gostar de "coincidências", e achar que "nada acontece por acaso", 710 também era o número de registro, no local onde minha Esposa trabalhava, no momento em que eu a vi pela primeira vez!!!

Mas... vamos "por partes"...

Quem Sabe Sabe

Ah, sim!!! E, por falar em Teatro Franco Zampari, foi também nessa época, do Segundo Semestre de 1981, e também durante os anos de 1982 e 1983, que eu tive também uma inesquecível e muito interessante experiência com a Turma da Escola de Engenharia Mauá!!!

A excelente TV Cultura de São Paulo-SP apresentava semanalmente o Programa "Quem Sabe Sabe", que era um programa de competição de conhecimentos entre Faculdades!!!

Nesse programa, além dos colegas que respondiam às perguntas, havia também a parte da Criatividade, que era um "pequeno teatro", de duração máxima de 4 minutos, no qual encenávamos de acordo com um tema fornecido previamente!!!

Experiência bastante divertida, a participação na Criatividade nesse programa, aparecendo na TV, e, quando a Mauá ganhava a respectiva competição, a Turma comemorava na lanchonete "Ponto Chic", no Largo do Payssandu, na Paulicéia Desvairada!!!

O programa era apresentado pelo Walmor Chagas e, a partir de 1983, passou a ser apresentado pelo Randal Juliano, ambos de Saudosa Memória... O inesquecível Walmor Chagas também chegou a estar conosco numa das comemorações no "Ponto Chic", junto com a Equipe de Produção do "Quem Sabe Sabe"!!! Momentos inesquecíveis que "não têm preço"...

Quando era dia de gravação do Programa "Quem Sabe Sabe", geralmente às Quartas-Feiras à noite, no Teatro Franco Zampari, o meu retorno para Santo André-SP dependia do Metrô, ou então de uma carona até o Parque Dom Pedro, onde eu pegava, às duas horas da manhã, o último ônibus do dia para Santo André-SP, que era da "famosíssima" Viação São Camilo... Chegava em casa quase às três da manhã!!!

Quase todos os meus amigos e parentes gostavam e me elogiavam quando me viam na Televisão!!! Só meus Pais, "prá variar", é que reclamavam... É difícil descrever a frustração que eu sentia quando eles brigavam comigo cada vez que eu chegava da gravação do programa e, caso eles não acordassem com a minha chegada, a briga acontecia no dia seguinte!!! Era "invariável"...

Mas... enquanto os cães latiam, a caravana passava...

A UM AMIGO – Poema Nº 43

Oi, Amigo, como vai Você?
Finalmente eu O encontrei.
Tantas tristezas eu vivi...
Tanta solidão eu passei...
E Você aqui, pertinho,
A todo o momento, ao meu lado,
E meu orgulho não me deixava ver
Que eu era por Você amado,
Tanto Amor, tanta Amizade eu desprezei
E só O procurei nas horas de dificuldade,
E, de Você eu me esqueci
Nos momentos de felicidade,
E, Você, à minha procura,
Pronto prá me ajudar,
Pronto prá me amar,
E, das preocupações me aliviar,
Você foi meu Amigo
E Sua Amizade eu desprezei,
Você foi a Verdade
E, em Você eu não acreditei,
Eu só sentia solidão,
Sentia-me totalmente só; isolado;
E, no meio de tanta solidão,
Não O percebia ao meu lado.

E, hoje eu O encontro, meu Amigo,
Tão sereno, tão quieto,
E, Você me encontra tão nervoso,
Tão preocupado, inquieto,
Vejo que Você não Se esqueceu
Desse Seu amigo,
Vejo que Você não me abandonou,
Você continua a caminhar comigo;
Peço o Seu Perdão, meu Amigo,
Por tudo o que fiz Você passar;
Peço o Seu Perdão por tê-Lo entristecido,
Peço o Seu Perdão por tê-Lo feito chorar,
Perdão, também, se não fui sincero,
Perdão, por tudo de errado que fiz,
E, agora, vamos começar uma nova vida;

Uma vida nova muito feliz;
Vamos, agora, caminhar juntos,
Vamos nos ajudar mutuamente,
E, vamos ajudar a todos
A começar de quem precisa da gente,
E, muito obrigado, meu Grande Amigo,
Você me ajudou bastante;
Veja esta nova Alegria
Que carrego em meu semblante.

E, agora que Você me ajudou,
Vamos, também ajudar aos que precisam, pois com isto
O mundo será bem melhor,
Com Você, meu Grande Amigo JESUS CRISTO!

José Ricardo Gonçalves
21/11/1981

Nessa época eu também fazia parte do Grupo de Jovens, além de fazer algumas Leituras, tocar Violão e tocar o "Sininho" na hora da Consagração, na Missa de Domingo às 10:30 da manhã na Igreja de Santo Antônio do Arraial, no bairro onde morava, na época, em Santo André-SP.

Também começava, aos poucos, a experimentar uma nova "Motivação" para Viver!!! Começava a ter certeza de que vários dos meus problemas estavam "com seus dias contados"...

Ah, sim!!! Já ia me esquecendo de dizer... Foi também nesse mesmo ano de 1981, no final do primeiro semestre, que, pela primeira vez em minha vida, havia tomado contato com um Curso de Domínio Mental, que foi pelo "Institute For Mind Power Development", curso esse de excelente qualidade, ministrado pelo Dr. João Agripino da Costa Dória!!! Coincidentemente, o filho dele, João Agripino da Costa Dória Jr., é o atual Prefeito de São Paulo-SP, no momento em que escrevo esse livro!!!

Antes desse curso, eu jamais acreditava em informações do tipo que, se eu pensasse negativo, tudo de negativo viria; ou que, para atrair coisas boas, eu também tinha que pensar coisas boas...

Como que, sentindo-me infeliz, eu poderia dizer que eu era feliz???!!! Impossível, não é mesmo?

Como já citei logo atrás, nem Freud explica...

Coincidência ou não, após ter realizado esse Curso de Poder da Mente com o Dr. Dória, eu comecei a fazer Exercícios de Meditação, além de ter começado a experimentar algumas mudanças importantes no modo como eu me sentia no meu Viver!!!

Lógico que tudo era um Importante Começo!!! Uma longa caminhada tem que começar com o primeiro passo. As melhoras não vieram "de um dia pro outro", mas... a consciência de que eu estava caminhando para um Futuro Vitorioso bem próximo, tornava-se cada vez mais evidente!!!

GRANDES HOMENS – Poema Nº 44

Admiro Albert Einstein
Que, com sua Teoria da Relatividade,
Revolucionou a Ciência.
Um grande Cientista da atualidade.

Admiro Gustav Mahler
Que foi, sem dúvida, um grande Compositor;
Suas Sinfonias e Canções Vocais
Trazem prá mim uma grande paz interior.

Admiro Sigmund Freud
Com suas idéias sobre a mente.
O grande iniciador da Psicanálise
Que prá nós foi um grande presente.

Einstein, Mahler e Freud
Ciência, Música e Psique; porém, eu insisto
Em render uma homenagem maior
A quem nos ensina o Amor: JESUS CRISTO!

José Ricardo Gonçalves
22/11/1981

Também foi nesse último trimestre de 1981 que eu estava no que eu posso chamar de... "Meu Primeiro Namoro"...

Inacreditável, mas... com 20 anos de idade, até então, nunca jamais eu havia sido correspondido numa "paixão"... Agora eu já tinha uma namorada...

Durou pouco... Menos de 4 meses... Mas foi importantíssimo!!!

Meu "primeiro amor", que só aconteceu em 1981, foi que me inspirou a escrever o próximo poema, que é o Soneto Nº 6.

Conforme já comentei antes, não pretendo detalhar os sofrimentos pelos quais passei, mas sim, as Vitórias que vieram e o Aprendizado!!!

Conforme comentei, se fosse entrar em detalhes sobre todos os problemas que vivi no final da década de 1970 e inicio da década de 1980, eu teria que escrever um livro "mais espesso que o Dicionário Aurélio"...

Tem coisas que "nem Freud explica"...

SONETO Nº 6 – OÁSIS – Poema Nº 45

Muitas vezes a Vida nos parece
Algo como um verdadeiro deserto,
A gente sofre, a gente padece,
Parece que nada prá nós dá certo...

O verdadeiro Sentido da Vida
Nós procuramos sempre encontrar,
Porém, às vezes ela é tão sofrida,
Que hesitamos em continuar.

Deserto; aridez; muito calor;
E aquela sede que não tem mais fim,
E, às vezes, o Oásis não está perto...

Mas, hoje eu encontro você meu amor;
Tenha certeza: você é prá mim
Um Oásis aqui no meu deserto!!!

José Ricardo Gonçalves
30/11/1981

Com certeza, algumas coisas começavam a "dar certo" na minha vida... É certo que ainda havia muito pela frente prá "conquistar"... Mas esse Segundo Semestre de 1981 foi um período muito especial para mim, pois eu comecei a "vencer muitas batalhas", o que antes parecia impossível...

Algum tempo depois do Soneto Nº 6, eu fiz uma "continuação" (um "tema recorrente"), a qual será mostrada logo adiante, no Soneto Nº 8.

No momento em que começava a vencer algumas importantes batalhas, o que, até então, eu não imaginava, é que outras batalhas também se iniciavam...

Afinal, como encarar a vida, quando, na própria família, a gente sofre críticas por gostar de alguém, ou também por participar de Grupo de Jovens na Igreja Católica???!!!

Estava vencendo algumas batalhas e começando a ter que lutar em outras mais intensas... Mas, uma coisa era certa: eu começava a saber que estava no caminho certo!!! Conforme já citei, começava a considerar que "enquanto os cães latiam, a caravana passava"!!!

E, como não poderia deixar de ser, sentia-me "na obrigação" de escrever o Poema dedicado à Festa Máxima da Cristandade, já que estávamos em Dezembro:

DEZEMBRO – Poema Nº 46

Dezembro; Fim de Ano; Natal;
O que significa tudo isto?
Alegria, entusiasmo,
Pois nasceu Jesus Cristo;
Acordes de Harpas Celestiais,
Sinos que tocam "Jingle Bells",
Presépios bem montados,
Homens vestidos de Papai Noel,
Cenários de neve,
Pinheirinhos iluminados,
Mensagens sublimes
Nos cartões que são enviados,
Presentes; amigo secreto;
Comércio exagerado,
Lojas abertas por mais tempo,
Balconista? Fatigado!
Noticiários de rádio e TV

Falam sobre conflitos mundiais
(Que não deixam de ser “rotineiros”).
E, seguem-se mensagens comerciais,
Pego o meu Violão
E toco alguns fundos musicais,
É Dezembro, é Natal,
Como dizem: época de Amor e Paz.
Quanta coisa: comércio, conflitos, enfeites,
Mas, no meio de tudo isto,
Desejamos um Feliz Aniversário
A Você, nosso Amigo JESUS CRISTO!

José Ricardo Gonçalves
17/12/1981

Lógico... não podemos jamais deixar de cumprimentar o Aniversariante do Dia, não é mesmo?

Por outro lado, quanto mais feliz eu passava a ser, mais eu era “cobrado”... E, pior de tudo, pelo meus Pais, principalmente pela minha Mãe... Horrível viver tal realidade em que, “Mãe tem que ser respeitada”, mas a minha Mãe se tornava cada vez mais “o meu pior inimigo”...

Passei a viver um período de muitas “chantagens”... Além de ameaças, como por exemplo, parar de custear a minha Faculdade, caso eu continuasse a gostar da Namorada que eu gostasse...

Conforme já citei antes... Nem Freud explica...

UM SUFIXO – Poema Nº 47

Disseram-me que minha Vida em Comunidade
Não passa de puro “fanatismo”...
Disseram-me ainda que não é bom
Nada do que termina em “ismo”!!!

O que pensam essas pessoas
Em seu puro radicalismo?
Em idéias políticas como nazismo,
Fascismo ou comunismo?

Ou em idéias de Economia,
Como marxismo ou capitalismo?
Francamente, eu prefiro coisas melhores
Que também terminam em "ismo";

Na Literatura, por exemplo,
Eu vejo o Romantismo e o Arcadismo;
Na Música, eu encontro
O Classicismo e o Modernismo;

E, ainda, nas Artes Plásticas,
O Expressionismo e o Impressionismo!!!
Naturalismo, ostracismo,
Realismo, jornalismo,

Coleguismo, materialismo,
Sindicalismo, comodismo,
Misticismo, egocentrismo,
Abismo, neologismo...

Quantas idéias diferentes,
Nas palavras que terminam em "ismo"!!!
Idéias boas, idéias más,
Otimismo, pessimismo...

Como é que podem dizer que não presta
Nada do que termina em "ismo"?
E, quanto a você, que não gosta de animismo,
Turismo, ou Relativismo:

Lembre-se meu amigo,
Que insiste em me mostrar esse cinismo:
Também termina em "ismo"
A Palavra Cristianismo!!!

José Ricardo Gonçalves
27/12/1981

E, com muito mais Otimismo e, muito mais feliz do que eu era um ano antes, o ano de 1981 ia se "despedindo" e tendo início o importantíssimo ano de 1982!!!

Conflitos existiam e, cada vez piores, na vida familiar!!!

Só lembrando que quem dizia que "... não é bom nada do que termina em 'ismo'..." era quem menos se poderia esperar: a minha Mãe!!!

Eu também jamais acreditaria em tais fatos sendo narrados, se os mesmos não tivessem acontecido comigo!!!

Mas, com certeza, eu estava muito mais bem preparado!!! "Minha Estrela" ganhava cada vez mais brilho e, cada vez mais seguro eu me sentia, no sentido de que ninguém teria absolutamente nenhum poder para apagá-la...

Concluía também o Terceiro Ano e iniciava o Quarto Ano da Engenharia Química, na Escola de Engenharia Mauá!!!

E, inacreditavelmente, o Quarto Ano foi o mais tranquilo de todos na minha Vida Acadêmica!!! Muito mais fácil do que o Terceiro!!! Tudo indicava que a "triagem" já havia terminado e, dali prá frente, o que eu tinha que fazer era Estudar para Aprender, para desenvolver a Profissão, e não apenas para conseguir continuar na Faculdade...

Iniciar meu primeiro namoro e os namoros subseqüentes foram experiências maravilhosas, e de grande Aprendizado. Aliás, foram experiências maravilhosas, mas nem tanto...

O que eu jamais poderia imaginar era que eu tinha "dois grandes inimigos em minha própria casa"...

Como que eu poderia imaginar que minha mãe seria tão radicalmente contra... vamos dizer... Não apenas o meu primeiro namoro, mas, todos os demais???!!!

Como que eu poderia imaginar algo desse tipo, se eu já não era mais um "adolescente"???!!!

Já tinha meus 20 anos de idade, além de que, modéstia à parte, eu era o "tipo de Filho que todo Pai quer ter", em termos de aproveitar bem os Estudos!!!

Havia vencido uma importantíssima batalha... Porém, havia tido início uma batalha muito mais difícil!!!

De qualquer forma, eu estava muito mais bem preparado do que para a batalha anterior, a qual, com bastante dificuldade, eu havia vencido antes...

E, assim tinha início o ano de 1982 e o Quarto Ano da Engenharia!!!

E, além dos "namoros supostamente proibidos" minha mãe também tentava me proibir de participar do Grupo de Jovens da Igreja de Santo Antônio do Arraial, além de também tentar de tudo para me proibir de participar do já mencionado Programa "Quem Sabe Sabe" na TV Cultura de São Paulo-SP!!!

E, com um detalhe, quanto aos namoros: quando eu pensava que meu pai estaria ao meu lado, sentia mais ainda o "peso de uma traição", já que ele era "mandado pela minha mãe"... As namoradas que eu tive, tempos depois, de início, meu pai havia gostado delas, no entanto, com as "ordens" de minha mãe, ele passava a detestá-las, pior do que minha própria mãe!!!

E não faltavam ameaças. Chantagens!!! Cada vez mais constantes eram as ameaças de não custearem mais meus Estudos Universitários!!! Apenas para citar um pouquinho do que eu vivia...

E isso era só "a ponta do iceberg"... Aliás, o biquinho do pinguim tomando banho de sol na ponta do iceberg...

Mas... "enquanto os cães ladram, a caravana passa"...

Conforme comentei antes, graças ao Curso "Mind Power Development" e também graças à Convivência com o Grupo de Jovens, eu fui seguindo em frente!!!

A participação no Programa "Quem Sabe Sabe" também foi importantíssima, bastante divertida, e, de um certo modo, também me dava bastante "Força Para Viver"!!!

É verdade que, de um modo geral, os primeiros namoros duravam poucos meses. Minha Mãe acreditava piamente que tinha conseguido me fazer desistir dos mesmos, quando, na verdade era o contrário!!! Lógico que não tinha como explicar isso aos meus Pais, já que eles "não me ouviam"... "Entrava por um ouvido e saía pelo outro"...

O que eu percebia era que alguns namoros que deveriam ter durado apenas um mês, acabavam durando três ou quatro meses. Por quê?

Simplesmente porque eu jamais iria terminar um namoro só porque meus Pais não queriam!!! E, desse modo, eu tinha que ser sincero, não continuar, se não desse, mas... Eu tinha que analisar tudo direitinho, ponderando em todos os aspectos. Não podia terminar um relacionamento só porque meus Pais me proibiam. No entanto, não podia continuar o namoro, só para contrariar meus Pais... E "durma-se com um barulho desses"...

E eu afirmava categoricamente aos meus Pais que os namoros que eu havia encerrado não o tinham sido por causa da "ditadura" deles!!! Eu fazia questão de frisar que, "...no dia em que eu gostar mesmo de uma namorada, vocês vão aceitar (ou 'engolir'...), independente de Nacionalidade, raça, Religião, condição financeira, ou seja lá o que for!!! Vão aceitá-la nem que ela seja 'nazista'..."

Tinha que ser mesmo "curto e grosso"... Afinal, o que era grotesco, bizarro, tragicômico, eram os motivos que minha Mãe alegava para proibir meus namoros: ou era porque a namorada morava num bairro pobre, ou era porque o pai dela era dono de um boteco, outra porque tinha Religião diferente, outra por ser mais velha do que eu, outra porque era muito nova, etc. e tal!!!

Puro preconceito, já que minha mãe conheceu pessoalmente pouquíssimas namoradas que eu tive e, mesmo assim, "criava um monstro" a partir do que julgava apenas pela aparência... Aliás, nem mesmo pela "aparência", já que minha mãe detestava as namoradas que eu tive, mesmo sem tê-las conhecido, nem mesmo por foto!!!

E com mais um detalhe interessante!!! Meus pais já "crucificaram" uma namorada minha por ser mais velha do que eu, quando, na verdade, a minha mãe era dois anos mais velha que meu pai... Eu questionava isso, mas eles jamais explicavam... Apenas gritavam, berravam...

Até então, eu também era "praticamente isolado" da família, pois meus tios e primos também "entravam no coro" e me criticavam... Mesmo sem ficar "em cima do muro", eu "levava as pedradas" de todos os lados...

Vários parentes diziam coisas do tipo "... nenhum filho faz isso com os Pais...", ao que eu retrucava: "E nenhum pai faz isso com o filho"!!!

Mas... faltava bem pouco para, pelo menos alguns parentes, começarem a perceber a realidade do que estava acontecendo...

Em questão de poucos meses, alguns tios e primos começaram a perceber o quanto eu era perseguido e, ao se mostrarem ao meu lado, começavam a ganhar a "inimizade" de minha mãe...

Mas... vamos por partes...

DESABAFO DE UM JOVEM – Poema Nº 48

Existe luz e existem trevas,
Existe o bem e existe o mal,
Existe o amor e existe o ódio,
E, o que escolhemos, afinal?

Dizem que nada se consegue com ódio;
Tudo deve ser feito com amor;
Porém, o que se vê muitas vezes
É ira, ódio, rancor,
Eu mesmo devo confessar
Que, certas raivas, comigo eu carrego,
São justamente aquelas coisinhas
Que ferem nosso próprio ego,
Às vezes, falamos em amor
E, as gozações dos outros nos inibem,
E isso, sem falar nas pessoas,
Que, de amar alguém, nos proíbem;
Pessoas que se dizem maduras,
Com autoridade, experientes,
E que dizem que nós, jovens,
Somos todos inexperientes,
E isso, quando não nos chamam
De agitadores e revolucionários,
Ou quando chamam de fanatismo
Ao nosso Espírito Comunitário,
São pessoas muitas vezes ranzinzas,
Intoleráveis, prepotentes,
Que se recusam a acreditar
No que tem de bom em nossas mentes,
E, ainda por cima
Chamam-nos de jovens revoltados,
Quando, numa tentativa de desabafo,
Dizemos que eles são quadrados.
Você, que também é jovem,
Poderá concordar plenamente
Com tudo isto que lhe digo,
Pois, tais problemas, você também tem na mente;
Perceba, então, meu amigo, que, não só eu,
Mas, a maioria dos jovens sentem o rancor,
E até o desinteresse pela vida...
Sentimos ódio à falta de Amor.

José Ricardo Gonçalves
12/01/1982

Pois é... Os dois Poemas acima, "Um Sufixo", no final de 1981, e "Desabafo De Um Jovem", no começo de 1982, respectivamente, são baseados em fatos verídicos, conforme já citei antes...

Conforme comentei, eu estava "vencendo uma batalha" e outras batalhas mais difíceis estavam surgindo...

Naquela época, não havia essa denominação, mas o que eu sofria era uma espécie de "bullying", e, acredite se quiser: não era por parte dos colegas de Faculdade, mas na minha própria família!!!

Por incrível que possa parecer, "a essa altura do campeonato", grande parte dos colegas de Faculdade eram meus "aliados", nos problemas que eu enfrentava!!!

Como encarar a vida quando a gente vive de uma forma em que tudo o que fazemos é objeto de crítica dos próprios pais, mesmo sendo um Estudante Universitário, não tendo perdido nenhum ano, tendo boas notas, mas, recebendo como "prêmio", apenas aquelas "frases arrogantes" do tipo "... não fez mais do que a obrigação!!!"

Lógico que eu não fazia nada mais do que a obrigação, mas, pensando bem... Como era duro "cumprir a obrigação" desse jeito...

Mas... as coisas foram se "encaixando" aos pouquinhos... Jamais desisti!!! Esse verbo "não poderá existir jamais no meu dicionário"!!!

SONETO Nº 7 – AGRADECIMENTO – Poema Nº 49

Um poema eu tentei escrever
Para falar do amor que encontrei,
Porém, eu nada consegui dizer,
Nada escrevi; apenas tentei.

Não sei se me faltou inspiração,
Ou se não falei com o coração,
Realmente, não sei por que razão
Tentei escrever, mas foi tudo em vão.

Então, eu me lembrei de agradecer
Àquele que vive sempre ao meu lado
E, em Sua ausência, eu nada consigo.

E, sem Ele presente em meu viver,
Esse amor, jamais teria encontrado.
Agradeço a Cristo, meu Grande Amigo!

José Ricardo Gonçalves
26/01/1982

Também passava por outra experiência interessante, nesse início de 1982, já que, por parte de minha Família, meus tios e primos já iam começando a perceber que não era eu que não respeitava os meus pais, como antes a maioria criticava, mas, do contrário, alguns parentes começavam a perceber quem era que realmente não respeitava a quem!!!

Era notável também o "ciúme mórbido" que minha mãe sentia quando eu me dava bem com alguns tios e primos e minha mãe se mostrava cada vez mais desesperada, com medo de "perder o filho" para uma tia ou uma prima...

E isso se tornou bastante evidente quando, com meus pais, visitamos uma tia em São Sebastião-SP, no Litoral Norte, e, enquanto eu me realizava conhecendo um lugar maravilhoso, paradisíaco, "sofria" o bullying de minha mãe que tentava, de todas as formas, me difamar... Só que, dessa vez, ela estava bastante desesperada, pois todos os meus parentes, lá em São Sebastião-SP, já percebiam o quanto que minha mãe me "perseguia"...

Isso se deu no início de Fevereiro de 1982!!!

E, quem passou a sofrer "bullying" foi minha Mãe... E, consequentemente, ela passou a detestar os meus Parentes, cada vez que algum deles começava a me apoiar!!!

Sou grato a essa tia que morava em São Sebastião-SP e também à própria São Sebastião-SP, pois, a partir de 1982, passou a ser a cidade onde eu passei minhas Férias do restante do período da Faculdade, e também foi o lugar onde passei alguns períodos de Verão depois que me formei e após a conclusão do Curso de Engenharia de Petróleo, sobre o qual falarei mais à frente com mais detalhes!!!

Havia citado logo acima um "tema recorrente", após o meu Soneto Nº 6...

SONETO Nº 8 – DEPOIS DO OÁSIS – Poema Nº 50

Já disse certa vez em poesia
Que a nossa vida é como um deserto,
Sentimos sede, calor, agonia,
Tudo errado; nada prá nós dá certo.

Na verdade, queremos encontrar
No deserto, o oásis tão sonhado,
Queremos nossa sede saciar,
E ter o nosso corpo descansado.

A vida realmente nos parece
No deserto, a procura do oásis,
Como o preso que quer ir prá rua.

Porém, há algo que a gente se esquece:
É que, depois de encontrar o oásis,
Quase sempre, o deserto continua...

José Ricardo Gonçalves
18/02/1982

Sem dúvida, eu procurava mais "romantismo", mas sem esquecer que também tem que existir o "realismo", já que realismo é realidade, não é mesmo?

Conforme já havia comentado, o Soneto Nº 8 é uma espécie de "continuação" do Soneto Nº 6... Também poderia dizer que os Sonetos Nºs 2, 6 e 8 formam uma "trilogia", já que os temas são abordados em "continuidade", não é mesmo?

Outra coisa acontecia: havia experimentado uma "enorme euforia" no último trimestre de 1981 e no início de 1982...

Mas algumas coisas não davam certo, ou, parecia que iam se "acomodando"... A "Grande Alegria", parecia que não era mais a mesma...

O primeiro namoro não tinha dado certo, mas "foi bom enquanto durou"... Já vivia o meu segundo namoro...

Aliás, entre o primeiro e o segundo namoro, eu fiz uma "mixagem"... Nenhum dos dois namoros deu certo, mas... Foram produtivos, e, de Grande Aprendizado, para ambas as partes...

Mas ainda havia muito o que fazer... Muitas batalhas para vencer, principalmente sabendo que eu tinha "os piores inimigos" convivendo comigo na própria casa...

Desnecessário dizer que, ao concluir meus poemas, "a essa altura do campeonato", eu logo fazia cópia dos mesmos e guardava em diferentes lugares, pois já havia passado pela amarga experiência de minha mãe fazer sumir alguns poemas meus, por não ter gostado do que eu escrevia... Mas, felizmente, o que havia sumido foram apenas algumas cópias... Outras cópias estavam bem guardadas e todos os poemas dessa fase estão aqui nesse livro!!!

Só lembrando que as cópias que eu fazia eram manuscritas ou dactilografadas... Não tinha máquina de xerox em casa, e ainda não existiam micro-computadores para uso doméstico, e, muito menos, impressoras também para uso no lar...

Mas foi bastante oportuno eu ter feito cópia de todos os meu poemas e também ter escondido os mesmos em diversos diferentes lugares!!!

SOLIDÃO – Poema Nº 51

Muitas vezes estou sossegado
Em meu quarto querendo descansar,
Lendo um livro, ouvindo uma Boa Música,
E você vem prá me atormentar;
Quando estou desprevenido,
Sem a presença de um amigo,
Longe da pessoa amada,
É que você quer ficar comigo;
Às vezes, são muitas preocupações
Que têm lugar em minha mente,
E, é no meio de tudo isto
Que você tem o melhor ambiente.

Não se esqueça, porém,
Que, de você, eu vou me libertar,
Você não irá mais me destruir,
Aqui, você não tem mais lugar;
Tenho comigo meus poemas,
Meus livros e meu Violão,
Tenho agora muitos amigos,
E um grande amor no coração,
E, além de tudo isto,
A Presença de Jesus Cristo,
Meu Grande Amigo e meu Irmão,
Por isso, você não mais existe. Adeus solidão.

José Ricardo Gonçalves
06/03/1982

Vivia realmente um "enorme conflito", enquanto prosseguia com o Quarto Ano da Engenharia Química...

Mas... conforme já mencionei... No fundo, no fundo, eu tinha cada vez mais convicção de que estava "no caminho certo"...

Os problemas não eram piores do que os que eu vivia em 1979, 1980 e início de 1981...

Mas, mesmo que fossem piores, acredito eu, já tinha muito mais "preparo" para enfrentar os mesmos!!!

SEM DEFINIÇÃO – Poema Nº 52

Existem certas coisas na vida
Que não conseguimos definir,
São difíceis de se compreender;
Algo que só podemos sentir;
Duas cores como azul e verde
Nós sabemos diferenciar,
Porém, como diferenciamos
É que não sabemos explicar;
Certas coisas prá nós são assim:
Sentimos, porém, não compreendemos,
E, o que é realmente interessante
É que, com elas, nós convivemos,
Não sabemos se são perigosas,
Ou se, prá nós, são edificantes,
Às vezes são tão misteriosas,
E, às vezes se mostram tão chocantes,
Olhemos, então para o Universo:
Tanta coisa o homem desconhece,
Tanto mistério prá desvendar,
Que só Deus é Quem sabe e conhece;
Desde a complexa Via Láctea
Até o nascimento de uma Flor;
Existem, porém não compreendemos...
Assim... também é prá nós o Amor...

José Ricardo Gonçalves
14/03/1982

Conforme já comentei, entre o primeiro e o segundo namoro, eu fiz "mixagem"...

Mas, durante o segundo namoro, eu não queria admitir...

No fundo, no fundo, eu "não sentia firmeza", apesar de que desconhecia esse "linguajar" na época...

Mas, de um certo modo, eu "insistia" em "bater na tecla" de "Pensar Positivo"...

QUANDO ESTOU LONGE DE VOCÊ – Poema Nº 53

Otimismo, pensamento positivo,
É coisa que venho cultivando,
E já faz bastante tempo;
E é algo que em mim vai se formando;
Existem, porém, certos momentos
Em que eu paro e começo a pensar,
Certos temores, sensação de insegurança,
E uma vontade de gritar; desabafar;
São raros esses momentos,
Só acontecem de vez em quando,
Porém, quando acontecem, é chocante;
É como ver tudo desmoronando;
Não sei dizer o que é isso,
Que vem de vez em quando à minha mente,
Só sei que, nessas horas, de uma palavra,
Ou de amigo, eu me sinto carente;
Solidão, eu sei que não é;
Tenho um grande amor, e os amigos meus,
E, além de tudo isto,
Tenho Fé e acredito em Deus;
Talvez isso seja um certo receio
De um dia, de repente,
Perder o amor da pessoa amada; porém essa idéia
Eu não quero ter em minha mente;
De qualquer maneira eu quero ver,
Todo este tédio chegar ao fim,
E, que a segurança e a alegria
E o pensamento positivo vivam em mim.
Se bem que, de um certo modo,
Tais coisas fazem com que eu me sinta bem; isso porque
Essas coisas fazem parte do amor...
E... não é amor o que sinto por você?

José Ricardo Gonçalves
11/04/1982

Lembrando que, naquele tempo, "temíamos" a ameaça da "guerra nuclear", ou, em outras palavras, o desencadeamento da "terceira guerra mundial"... O relacionamento "conturbado" entre a União Soviética e os Estados Unidos...

Faltavam 9 anos para que acontecesse a "Perestróika"!!!

O "medo do fim do mundo" era muito comum, já que muitos acreditavam que iria acontecer justamente na passagem dos anos 1999 e 2000, o que não é verdade... Já que se tivesse acontecido, esse livro não estaria sendo escrito, não é mesmo?

Aliás, eu posso dizer que "conheci" umas 6 ou 7 datas diferentes "prevendo o fim do mundo" e uma delas foi 23/09/2017, ou seja, um dia antes do momento em que atualizo esse parágrafo!!! E, por coincidência, exatamente um ano após eu ter "pendurado as chuteiras", na Petrobras, na Bacia de Santos!!!

De qualquer forma, "pelo sim, pelo não", eu sentia que precisava me manifestar de alguma maneira, sobre tudo o que acontecia no mundo, no início da Década de 1980:

SONETO Nº 9 – PAZ – Poema Nº 54

O que vou dizer, sei que não é novidade,
Desse assunto, já se falou até demais,
Porém, o mundo sente a necessidade
De reencontrar o Amor e também a Paz.

Você quer a Paz, eu sei disso, meu amigo,
Porém, abra os olhos e olhe para o mundo:
Guerras, conflitos; isso parece um castigo.
Como falaremos de Paz e Amor Profundo?

Parece que não conseguiremos jamais;
Lembre-se de um Jovem Amigo nesta Terra
Que foi crucificado por pregar a Paz.

Todos nós queremos a Paz. Ninguém quer guerra.
Já não é novidade falar sobre a Paz.
Então, por que razão, o homem faz a guerra?

José Ricardo Gonçalves
28/05/1982

Ironicamente, quanto mais eu evoluía, quanto mais eu aprendia, mais eu "sofria", pois parecia nitidamente que minha mãe não queria que eu evoluísse!!!

Dificílimo de explicar!!! Dificílimo de acreditar!!! Eu mesmo, se não tivesse vivido tal situação, creio que jamais acreditaria em semelhante relato, se alguém me contasse algo semelhante...

Era realmente incompatível que, com tudo o que eu tinha à minha disposição, com tudo do bom que acontecia, minha Estrela brilhando cada vez mais, enfim, uma vida de "causar inveja", um belíssimo futuro, etc. e tal... Mas, parece que tudo tem seu preço...

Conforme já comentei, já havia aprendido os "rudimentos" de "Pensar Positivo"!!! Sabia, portanto, ao menos teoricamente, que, se eu alimentasse a tristeza, a tristeza cresceria... De um certo modo, ainda continuavam existindo "conflitos", embora que os mesmos estavam sendo dominados gradativamente...

No fundo, no fundo, eu não queria me queixar de vida, se, afinal de contas, eu tinha de tudo, ou melhor, quase tudo... Já que faltava algo bem simples, que não precisa de dinheiro... Conforme escrevi até aqui, faltava um pouquinho mais de compreensão por parte de meus pais que não percebiam que eu já tinha crescido!!!

Mas, algo de bom me restava: inspiração para escrever mais poemas!!!

AOS ADULTOS – Poema Nº 55

Vocês que se dizem maduros,
E se impõem sobre mim dessa maneira,
Vocês que dizem que sou burro,
E que tudo o que falo é asneira,
Vocês que insistem em dizer
Que, da vida, eu não conheço nada,
E, que quando eu tentar conhecê-la,
Só vou viver dando cabeçada;
Vocês que vivem dizendo
O que ainda vou sofrer no futuro,
Como se já não bastasse
Tudo isso que no momento eu aturo;
Vocês que dizem que não tenho diálogo,
Mas, que não param, para comigo conversar,
Vocês que não querem nem saber

Das coisas que tanto em vão explicar;
E, quando eu faço uma pergunta,
Sobre algo que quero esclarecer,
Respondem com toda imponência
Que é coisa que não me interessa saber;
Vocês que insistem em reclamar
Dos amigos a quem me dedico,
Vocês que vivem me censurando
Porque, nos fins de semana, em casa eu não fico;
Vocês que não querem compreender
O que um jovem tem a desabafar,
E, que quando me vêm chorando,
Chamam-me de fraco e só querem debochar;
Vocês que me chamam de burro,
Ignorante, vagabundo, incompetente,
Pirralho, fedelho, malcriado,
E que dizem que eu nada tenho na mente;
Vocês que dizem que não sou humilde,
Isso, aos gritos e urros,
Vocês que, em vez de me ensinarem,
Só querem dizer que sou burro,
Vocês que se dizem maduros,
Vocês que se dizem adultos,
E que me chamam de criança,
Pensando que me fazem insultos,
Saibam que, se sou criança,
Frágil, totalmente inocente,
Isso, prá mim é elogio,
Com isso eu fico contente,
Não se esqueçam que o mundo é das crianças,
E, onde houver uma criança a brincar,
Alí existe Paz, Tranqüilidade e Harmonia,
Pois... as crianças sabem amar!

José Ricardo Gonçalves
16/06/1982

Poderia dizer que os poemas Nºs 47, 48 e 55 formam também uma "trilogia", não é mesmo?

Por outro lado, não faltava a Fé!!! Lógico que eu não sabia se eu tinha Fé suficiente... Mesmo que fosse "do tamanho de um Grão de Mostarda", como é sabiamente mencionado nas Sagradas Escrituras...

UM HERÓI – Poema Nº 56

Quem foi que disse que os super-heróis
Só existem nas estórias infantis
Feitas com bandidos e justiceiros
Que sempre acabam em final feliz?
Pois saiba que vou mostrar a você
Que nada do que foi dito é verdade,
Isso porque eu conheço um Herói
Que é um Grande Amigo da Humanidade;
Esse Herói, contudo, não usa máscara,
Nem tão pouco "cinto de utilidade",
Ele não usa capa nem espada,
Não faz uso de "dupla identidade",
Não é feito de ferro nem de aço,
Não anda de carro sofisticado
(Acionado por controle remoto),
E também não vive "fantasiado",
Não se utiliza do computador,
Nem mesmo da "visão de Raio-X",
Mas, contando com a Ajuda desse Herói,
Toda história tem seu Final Feliz;
E uma coisa eu posso lhe garantir:
Prá você ver esse Herói em ação
Não é preciso folhear revistas,
Nem mesmo ligar a televisão,
Pois Ele está pertinho de você,
E a Ele você pode chegar,
(Sem uso do "Telefone Vermelho"),
E Ele está pronto prá lhe ajudar;
Você sabe, é claro, de Quem lhe falo,
Você conhece o Herói; mas eu insisto
Em dizer claramente Quem é Ele:
O Grande Herói e Amigo JESUS CRISTO!

José Ricardo Gonçalves
17/09/1982

Muitas vezes é difícil a gente expressar o que sente...
Nessas horas, escrever um poema "ajuda bastante"...

SER POETA – Poema Nº 57

O que significa ser Poeta?
Será que é somente escrever com perfeição?
Usar rimas bonitas e respeitar a métrica?
Ou é simplesmente o uso do coração?
O que significa ser Poeta?
Um grande ou um pequeno Poeta?
Será que é somente ter cuidado com a Linguagem
Na Poesia, seja ela Romântica ou concreta?
O que significa ser Poeta?
É ter nesse momento, a caneta na mão,
E tentar passar para o papel
Uma idéia, um sentimento, porém, tudo em vão?
O que significa ser Poeta?
Será que é ter inspiração,
Falar de maneira bonita,
E ter um grande amor no coração?
O que significa ser Poeta?
Será que é viver em total solidão?
Ou viver com um total negativismo,
Após sofrer uma desilusão?
O que significa ser Poeta?
Será que é ser chamado de "sonhador"?
Ou pensar em álcool, drogas... até suicídio,
Por ser tão infeliz no amor?
O que significa ser Poeta?
É viver dessa maneira deprimente?
Não tem o Poeta, por acaso, o direito de ser feliz?
Afinal, minha musa, o Poeta também é gente!

José Ricardo Gonçalves
25/10/1982

Conforme já comentei, o Quarto Ano foi bem mais "tranquilo" do que os três anos anteriores, na Faculdade, no Curso de Engenharia Química!!!

Talvez, isso tenha sido bom para poder "trabalhar" melhor em prol de minha mente...

Dizem que "nada acontece por acaso"...

Também foi em Dezembro de 1982 que, pela primeira vez peguei um Avião e, também pela primeira vez, visitei o Rio de Janeiro-RJ!!! Foi também a primeira vez em que eu viajei sozinho, sem a companhia (nem a "interferência") dos meus Pais...

Foi no já mencionado Programa "Quem Sabe Sabe" da TV Cultura de São Paulo-SP que, tendo o Apoio Cultural da "saudosa" VASP (Viação Aérea de São Paulo), a cada vitória de uma Faculdade, um dos prêmios ganhos eram 4 passagens aéreas Rio/São Paulo!!!

Com o número de competições que a Mauá já havia vencido, uma dessas Passagens Aéreas foi concedida a mim!!! Que Felicidade!!! Meu Primeiro Vôo, minha Primeira Viagem ao Rio, e também minha Primeira Viagem sem o "pitaco" de meus Pais!!! Três dias de uma "incrível Liberdade", ainda não experimentada por mim, até aquele momento!!!

Lógico que, no Rio de Janeiro-RJ, com uma Kodak Instamatic, eu registrei importantes momentos no Pão de Açúcar, no Corcovado, em Copacabana, e também no Bonde de Santa Teresa, no qual fiz um passeio que me fez recordar a infância em Santos-SP, já que o Bonde de Santos havia deixado de circular no dia 01/03/1971...

No Pão da Acúcar, a visibilidade estava excelente. No entanto, no Corcovado, havia neblina e, desse modo, não deu para apreciar a vista, além de que o Cristo Redentor estava "praticamente invisível", mesmo para quem estava lá em cima... Mas eu, "tinha Fé" e sabia que Ele estava lá!!!

Também comi um Sanduíche de Bife com Queijo no "Garota de Ipanema – Veloso", no bairro Ipanema, já que foi nesse lugar que Tom Jobim e Vinícius de Moraes haviam composto sua celebérrima "Garota de Ipanema"!!!

Outra coisa "engraçada" que eu fiz foi atravessar de Barca até Niterói-RJ, e retornar de ônibus, para conhecer a famosíssima Ponte Presidente Costa e Silva, com seus 14 quilômetros de extensão!!!

O que eu jamais poderia imaginar era quantas e quantas vezes que eu voltaria a atravessar a Ponte Rio-Niterói, tanto de ônibus como de carro, a partir de 1985, fazendo parte do meu Trabalho de Engenheiro de Petróleo!!! Mas... vamos "por partes"...

Concluí, no final de 1982, o Quarto Ano, e iniciei, no início de 1983, o Quinto e Último Ano de Engenharia Química, na Escola de Engenharia Mauá!!!

Quinto Ano – "Reta Final"

Simultaneamente com o início do Quinto Ano, realizei também, no primeiro semestre de 1983, um Estágio, na Petroquímica União, em Capuava, Santo André-SP, o qual foi também importante para o meu Aprendizado e, de uma certa forma, ajudou-me a "desmistificar" alguns receios que eu sentia, com relação ao início de minha Carreira Profissional!!!

Digo isto, pois algumas pessoas gostavam de afirmar que "estudantes que possuem as melhores notas não costumam ser bons profissionais"... Lógico que eu ainda não tinha a "vivência", o "discernimento", para saber que eu não era obrigado a acreditar em tudo o que me diziam, por mais propriedade e confiabilidade que pudessem ter as pessoas que me davam tais informações!!!

Por outro lado, diversos Professores da Mauá me tranqüilizavam e asseguravam que isso não era verdade!!!

Desse modo, o período desse Estágio de seis meses foi importantíssimo, além de ter conhecido bastante gente boa, num excelente ambiente profissional!!!

Foi bastante trabalhoso, porém, agradabilíssimo, esse primeiro semestre de 1983, pois, além do Quinto Ano da Engenharia Química, na Mauá, também continuava fazendo o Curso de Inglês, no Fisk, realizava o Estágio na Petroquímica União e, além de tudo, não abria mão das minhas Aulas de Violão, nas noites de Sexta-Feira, na Escola Santisteban, em São Caetano do Sul-SP, com o meu Mestre Sílvio Santisteban!!!

Meus pais também "faziam pressão" para que eu largasse a Escola e Violão, pois "achavam que eu já havia aprendido o suficiente" e que Curso de Música era "supérfluo"...

Conforme mencionei diversas vezes, parecia nitidamente que meus pais não podiam me ver feliz e/ou me sentindo bem!!! Eu afirmava categoricamente que a última coisa que eu "abandonaria" seriam as Aulas de Violão!!!

Mesmo porque, eu não precisava fazer provas, fazer trabalhos escolares, passar de ano, etc. e tal, já que não era um "Conservatório", mas uma Escola onde aprendi a Leitura de Partituras e um pouquinho do que se chama "Violão Clássico", com o Mestre Sílvio Santisteban, que também é um Grande Virtuose nesse tão tradicional Instrumento Musical Brasileiro!!!

A "produção de poemas" também continuava!!!

UTOPIA – Poema Nº 58

Posso falar sobre coisas belas,
Como por exemplo, muito Amor e Paz;
É um assunto lindo de se escrever,
E que acredito ser capaz;
Posso falar sobre Valores Humanos,
Coisas realmente preciosas,
Como o apoio que recebemos dos parentes,
Nas situações mais embaraçosas;
Posso falar também sobre certos amigos
Que nos ajudam quando deles precisamos,
Bons amigos que nada nos cobram,
E que, em todo lugar, nós encontramos;
Posso citar também a musa que me inspira;
Aquela a quem amo e que por ela sou amado;
E que passa a semana inteira
Aguardando o Sábado, prá poder estar ao meu lado;
Posso também mencionar
A inexistência de preconceitos
De raça, posição social, situação financeira,
E o modo como somos pela sociedade aceitos;
Também posso falar sobre confiança;
A confiança que é em nós depositada
Pelos que acreditam em nossa capacidade
De pensar, agir e resolver qualquer parada;
Posso também falar sobre Trabalho,
Nossos esforços que são sempre recompensados,
Em todo dia 10 com um bom Salário
Que nos permite viver despreocupados;

E, por falar em Trabalho,
Posso também falar sobre seu mercado:
A garantia de encontrar um bom emprego
No final do curso, quando o aluno é aprovado;
Até mesmo sobre política eu posso falar;
Sem a preocupação de enriquecer, o governante
Que tenta melhorar ao máximo a situação,
Sabendo que o Povo é o mais importante;
Como se vê, existem coisas lindas
Que eu posso escrever em Poesia;
Afinal, um poema que só fale sobre a beleza,
O qual tem como título... UTOPIA...

José Ricardo Gonçalves
11/02/1983

Como diria Ataulpho Alves: "Eu era feliz e não sabia"...

A "recessão" que vivíamos no Brasil, no início da década de 1980, parecia "terrível", e, que "pior do que isso não poderia ficar"...

Mal sabia eu o quão terrível seria, em certos aspectos, a "emergente democracia", que se aproximava...

Acreditávamos que vivíamos numa "ditadura", sem jamais podermos imaginar que "ditadura pior estava para vir"...

Dizem que "democracia" é a "ditadura no inverso", já que o governo tem que seguir a vontade do povo...

Lógico que, para comentar sobre isso, precisaria escrever outro livro "mais espesso que o Dicionário Aurélio"...

Uma coisa é verdade!!! O que jamais eu poderia imaginar, nesses tempos de Estudante Universitário, era que, em alguns aspectos, eu passaria a sentir saudade da Política desse tempo, já que foi justamente um período de muito mais Ordem e muito mais Responsabilidade, no Brasil, por parte de nossos Governantes, período esse no qual eu tive a felicidade de viver meus tempos de "Coração de Estudante", como diria Mílton Nascimento e Wagner Tiso!!!

SONETO Nº 10 – SINCERIDADE – Poema Nº 59

Gostaria muito de poder escrever
Alguma coisa mais alegre e otimista,
Pois, ao ler o que escrevo, tudo leva a crer
Que vivo de maneira triste e derrotista.

Grande parte do que eu escrevo é pessimista,
Muita gente fica impressionada ao ler,
Chegam a pensar que sou mesmo um fatalista,
Na minha maneira esquisita de viver.

Já me perguntaram se eu vivo assim tão triste;
Se eu encaro a vida com fatalidade,
Pois é tudo o que nos meus Poemas existe.

E eu respondo, meu amigo, que, na verdade,
Seja a minha Poesia alegre ou triste,
O que eu gosto é de escrever com sinceridade.

José Ricardo Gonçalves
20/02/1983

Inevitavelmente, terei que falar um pouquinho sobre a política da época, embora não seja o objetivo principal desse livro que ora escrevo...

POEMA PARA GERALDO VANDRÉ – Poema Nº 60

Não! Não há por que mentir ou esconder
A dor que é maior do que é capaz meu coração.
Não me compete falar sobre flores,
Se em minha frente eu só vejo o canhão.
E, quem quiser encontrar o amor
Vai ter que sofrer, vai ter que chorar.
Realmente *"A vida não se resume em Festivais"*
Foi o que ouvi Vandré falar.

Minha tristeza, porém, não é de amar;
Como um soldado perdido de armas na mão
Vou caminhando e cantando e seguindo a canção,
Morrendo pela Pátria e vivendo sem razão.
Estou aqui para dizer,

Ninguém há de me calar,
E se alguém tem que morrer
Que seja prá melhorar;
E você que não entendeu
Não perde por esperar.
Alias, não vai nunca entender de amor
Aquele que nunca soube amar.

E assim, caminhando e cantando nós vamos,
Vamos como quem vai chegar,
Nosso único medo é a tristeza chegar
E o coração sozinho encontrar.
Rezemos, porém uma reza comprida
Pois só Deus é Quem poderá ajudar,
E então vamos saber nunca mais chorar
E toda tristeza vai se acabar.

Onde anda você, amigo Vandré?
O que lhe aconteceu? É o que queremos saber.
Aprendemos, contudo, uma nova lição:
"Quem sabe faz a hora; não espera acontecer".
Porém, nada sabemos sobre você.
Dizem que você foi até torturado
Por dizer verdades e defender um ideal.
Saiba, Vandré, nós estamos a seu lado.
E quem não gostar deste poema,
Saiba que não tenho nada contra.
A minha função é de escrever;
A função de julgar é do júri que ali se encontra!

José Ricardo Gonçalves
10/04/1983

Devo dizer que, de um certo modo, o "Verdadeiro Autor" desse poema é o Geraldo Vandré, já que o mesmo é, em sua quase totalidade, formado por diversos trechos de letras de suas belíssimas Composições Musicais!!!

Eu o escrevi enquanto ouvia um LP de Geraldo Vandré!!!

Ao ler esse poema acima, muitos pensam que eu era "totalmente esquerdista", coisa que eu sempre detestei!!!

Jamais fui "esquerdista", pois nem sequer sou canhoto...

Tinha minhas "reservas" contra o Governo da época, mas jamais acreditei, continuo não acreditando, e, ao que tudo indica, continuarei sempre "abominando" essa coisa que, no Brasil, tenta nos fazer engolir goela abaixo, que se chama "esquerda", quando, na verdade, a mesma é formada também por mentirosos, ladrões e enganadores, muito mais do que os demais políticos da época...

Prefiro mil vezes o Regime Militar, do que essa pseudo-esquerda brasileira, na qual eu jamais acreditei, na época de "Coração de Estudante", e que, atualmente, com tudo o que já aconteceu, tenho cada vez mais segurança em "rejeitar", já que ninguém mais tem o direito de dizer que eu "julgava pelas aparências", que eu "falava mal do que eu não conhecia", etc. e tal...

Mas... Vamos por partes...

AOS AMORES DES CAR TÁ VEIS...

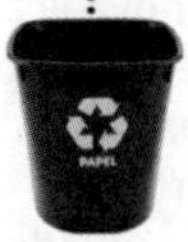

Poema Nº 61

Não! Não venha você me dizer
Que o que escrevo não tem sentido;
É tudo o que posso aproveitar
Desse pranto que você diz ser fingido.
Não venha você querer me ensinar
Como eu devo minha vida aproveitar;
Logo você, que vem me dizer que eu não vivo,
Que eu apenas vegeto nessa mesa de bar.
E é você que insiste em falar
Que estou envelhecendo precocemente,
Que minhas palavras são velhas, arcaicas,
E que minha rima não é perfeita.
E, além de tudo, você insinua
Que meu poema, de sentimento carece,
E são poucas as linhas... Digo apenas o seguinte:
É muito mais do que o que você merece!

José Ricardo Gonçalves
11/06/1983

POEMA DE UM ANARQUISTA – Poema Nº 62

Não sei dizer na realidade
Se escrevo prá meu sentimento expressar,
Ou se escrevo prá protestar.
Uma coisa, porém, é verdade:
O protesto não deixa de ser um procedimento
Prá expressar um tipo de sentimento.

O que devo protestar então?
Falar mal da atual situação econômica?
Ou da construção de uma usina atômica?
Protestar contra a inflação?
Aumento abusivo da mensalidade?
Ou a não aceitação na sociedade?

Será que eu devo mesmo protestar?
Protesto não é a arma dos candidatos
Que querem ser os mais bem votados?
E conseguem ganhar!
Falam mal da atual situação
E iludem toda a população.

Mas eu não sou nenhum candidato.
Isto, porém não me impede de protestar.
O problema é como eu devo falar:
Publicamente ou no anonimato?
Falar a todos sem medo de apanhar,
Ou pichar paredes sem me revelar?

Uma coisa, porém, eu sei:
O protesto não é difícil fazer,
Pois eu tenho muita coisa a dizer.
Apenas uma coisa eu não sei:
Com tanta coisa prá protestar,
Eu só não sei é por onde começar...

José Ricardo Gonçalves
22/08/1983

Como se pode observar, existia em mim um "Coração de Estudante", no dizer de Milton Nascimento e Wagner Tiso...

Insatisfeito estava com a atual situação política brasileira, mesmo porque estava prestes a me formar e sabia das dificuldades para se encontrar um emprego... Mas, de qualquer forma, apesar de ser contra a situação, jamais confiava nos que prometiam "melhoras", e que eram da chamada "esquerda"...

Também nunca acreditei nesse "partido" com esse número tão azarento que mencionei logo acima, e cujos "adeptos" são chamados de PeTralhas... Principalmente por ter visto o começo de tudo isso na Região do ABC...

Sabia que a situação era terrível, mas também sabia que não eram elles que iriam "resolver"...

Também nessa época, o Centro Acadêmico da Escola de Engenharia Mauá, onde, na época, eu cursava o Quinto Ano da Engenharia Química, havia criado o "Varal de Poesias", que era um "mural", onde todos os Estudantes podiam divulgar livremente seus Trabalhos Poéticos!!!

Mas, como "sempre existe um espírito de porco para estragar tudo", acabei compondo sem querer mais alguns escritos em verso e prosa, em função do roubo ocorrido com um dos Poemas que publiquei no "Varal de Poesias"... Um "espírito de porco" havia tirado de lá o meu "Poema Para Geraldo Vandré"...

SEM TÍTULO – Poema Nº 63

Se o amigo leitor desejar
Do mural a cópia de um Poema
Pode falar comigo; não tema,
Não terei coragem de negar.

No entanto, será um castigo,
Se um Poema daqui arrancar:
Ninguém mais irá apreciar
O Poema que ficou contigo.

E, além de tudo, meu caro amigo,
O autor não vai gostar. E então
Passará a chamá-lo de ladrão
E a tratá-lo como um inimigo.

José Ricardo Gonçalves
24/08/1983

Em prol dos Poetas que tiveram seus Poemas roubados do mural.

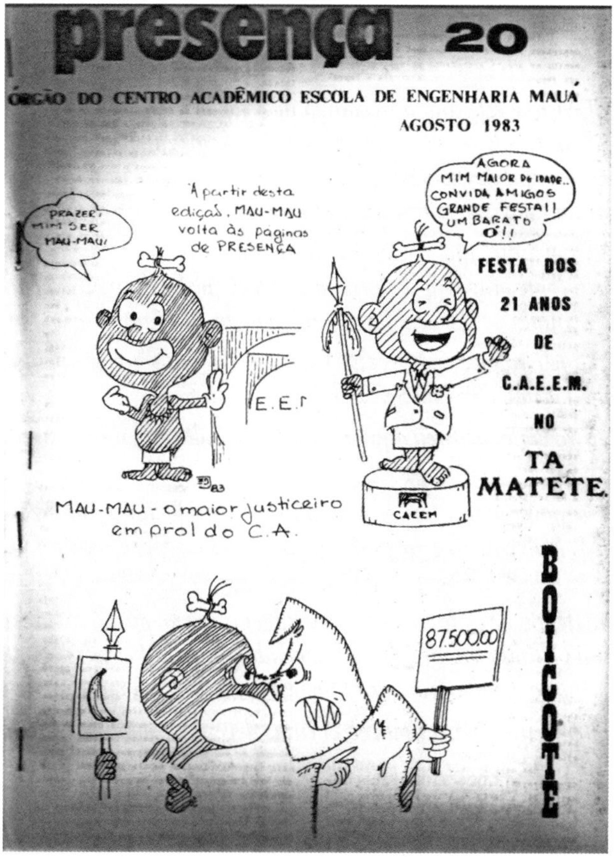
presença 20
ÓRGÃO DO CENTRO ACADÊMICO ESCOLA DE ENGENHARIA MAUÁ
AGOSTO 1983
PRAZER! MIM SER MAU-MAU!
A partir desta edição, MAU-MAU volta às paginas de PRESENÇA
AGORA MIM MAIOR DE IDADE.. CONVIDA AMIGOS GRANDE FESTA!! UM BARATO Ô!!
FESTA DOS 21 ANOS DE C.A.E.E.M. NO TA MATETE.
E.E.
CAEEM
MAU-MAU - o maior justiceiro em prol do C.A.
87.500,00
BOICOTE

Antes da apresentar o Poema Nº 64, vou apresentar ao Leitor Amigo um pouquinho de alguns escritos em prosa, nos meus "tempos de coração de estudante":

O Poema Nº 63, logo acima, conforme comentei, eu havia colocado no "Varal de Poesia" do Centro Acadêmico da Escola de Engenharia Mauá (CAEEM) após o "desaparecimento" de um dos meus Poemas que lá eu havia colocado (O "Poema Para Geraldo Vandré").

Após o "sumiço" do meu Poema, eu coloquei um artigo no Jornal "Presença", que era o Jornal do Centro Acadêmico, Jornal esse ao qual eu costumava fornecer alguns dos Poemas meus dos quais eu mais gostava. Logo acima, uma reprodução do frontispício da respectiva edição do Jornal "Presença" Nº 20, de Agosto de 1983!

Segue então o "Recado a um ladrão poético", que escrevi e que foi publicado no "Presença" Nº 20, no mês de Agosto de 1983:

"O CAEEM teve este ano a iniciativa de criar o 'Varal de Poesias', onde, nós, alunos, podemos mostrar um pouquinho do nosso Valor Artístico. Afinal, não deixa de ser um tipo de meio de comunicação, já que entre nossas conversas o que mais predomina são as equações, esquemas, etc.

É valioso, portanto, que o Centro Acadêmico tenha esse meio de divulgação artística, bem como outros tipos de manifestações que existam na Escola, como, por exemplo, a Semana de Variedades, por ocasião do 21º Aniversário do CAEEM.

Porém, o que é trágico notar é que existe ainda, uma "meia dúzia de pessoas" neste recinto que não têm esta Sensibilidade Artística.

Em primeiro lugar, ocorreu aqui na Mauá o assalto à Cantina e o roubo de um automóvel.

Mais lamentável ainda foi o roubo da placa, contendo o nome da Biblioteca do CAEEM, em homenagem póstuma ao nosso amigo Ricardo José Penteado Perrella.

Pois bem; depois de tudo isto, eu queria saber o que foi que aconteceu com o meu 'Poema Para Geraldo Vandré' que foi colocado Segunda-Feira (08/08) no 'Varal de Poesias', mas que na manhã de Quarta-Feira (10/08) não mais estava lá.

Assim como o meu, vários outros Poemas devem ter desaparecido do Varal. E isto é trágico.

Estou pensando que alguma pessoa deve ter gostado tanto dos Poemas, que não resistiu à tentação de levá-los para casa.

No entanto, eu acharia muito mais nobre da parte dessa pessoa, que esse 'deleite' que talvez tenha sido proporcionado pelos nossos Poemas, também possa ser proporcionado a outras pessoas. Porém isto não mais será possível, pois o 'Poema Para Geraldo Vandré' e os outros Poemas furtados não mais se encontram no Varal, devido a atitude egocêntrica de pessoa que pegou-os só para si, não deixando-os para mais ninguém.

Sendo assim, aqui vai o alerta: as Manifestações Artísticas são importantíssimas para todos nós.

Quem roubou o meu Poema não fez o crime só para mim, mas para outras pessoas, afinal a Diretoria do CAEEM e, em especial, quem teve a idéia do 'Varal de Poesias', também deve estar super chateado, com isso!

E isso sem falar nos Autores dos outros Poemas que devem ter sumido do Varal, mas que não se manifestaram, como estou fazendo neste momento.

Finalmente, quem tem coragem para roubar um pequeno pedaço de papel, também tem a mesma coragem para os grandes roubos, inclusive os assaltos aos Bancos, etc.

E os grandes ladrões sempre começam com pequenos furtos.

E mais ainda: quem sumiu com meu Poema é pior do que as pessoas responsáveis pelo 'desaparecimento do mapa' que aconteceu com Geraldo Vandré.

'Caminhando e cantando e seguindo a canção', vamos, pois, continuar essa luta.

'Quem sabe faz a hora;
Não espera acontecer'

José Ricardo
(5º Químico)"

Obs.: CAEEM = Centro Acadêmico Escola de Engenharia Mauá.

Eis que, poucos dias depois, surpreendentemente, uma cópia dactilografada do meu "Poema Para Geraldo Vandré" foi (re)colocada no "Varal de Poesias" alguns dias depois, junto com um "bilhetinho":

"PARA JOSÉ RICARDO – 5ª QUÍMICA (sic)

Diante do fato ocorrido, achamos de total importância escrever-lhes (sic) *essas pequenas linhas, para explicar-lhe que não somos ladrões, e sim pessoas como vocês* (sic) *(seres humanos).*

A partir do momento em que pegamos a poesia, nós sabíamos que mais cedo ou mais tarde teríamos de devolvê-la, pois não a tiramos do C. A. por não gostar; e sim por admirar o que você havia escrito. Mas a partir do instante em que lemos no 'Presença', suas críticas contra o que fizemos, me surpreendi (sic)*, pois a impressão que tivemos de você ao ler o poema para Geraldo Vandré foi outra, totalmente diferente da que temos agora, no presente momento, te achamos sinceramente um cara imaturo, não podia ter partido de você palavras tão agresivas* (sic) *como partiram.*

Apresentamos aqui nossas desculpas e pedimos que reflita um pouco sobre sua atitude, chamar de ladrão alguém que tira algo de algum lugar por pura admiração, é simplesmente ridículo.

Atenciosamente

OS SUPOSTOS LADRÕES DO CENTRO ACADÊMICO"

Pois é...

Já que teve a "réplica", tenho direito a fazer a "tréplica", não é mesmo?

Já que os "supostos ladrões do Centro Acadêmico" haviam me pedido para "refletir um pouco", eu refleti um pouco!!! Aliás, eu refleti bastante!!!

Não aguardei a edição seguinte do Jornal "Presença". Resolvi colocar, ao lado da "réplica", a "tréplica" que eu havia escrito! Depois da tréplica, não apareceram mais manifestações e os respectivos escritos em verso e prosa permaneceram um bom tempo no "Varal de Poesias"...

"Aos supostos ladrões do Centro Acadêmico

Supostos ladrões do Centro Acadêmico: é dessa maneira que devo me dirigir a vocês, pois foi assim que vocês assinaram o bilhete que escreveram; não sei o nome de vocês que não o disseram.

Em primeiro lugar, vejo que errei no pensar que se tratava de um ladrão, pois agora eu vejo que não foi um ladrão que retirou o Poema daqui do mural; foi na verdade uma quadrilha, pois o número de ladrões é maior do que um, pelo que pude perceber no bilhete.

Em segundo lugar, foi a mesma pessoa que escreveu o Poema e também o 'Recado a um ladrão poético', no Jornal 'Presença', embora vocês não acreditem (vocês dizem que as 'palavras tão agressivas não podem ter partido de mim').

Vocês me pedem também para refletir sobre minha atitude de 'chamar de ladrão alguém que tira algo do lugar por mera admiração'. Pois bem: todo o ladrão rouba um determinado objeto por pura admiração; isto é, o que vocês disseram, não convenceu.

Pediria na verdade a vocês que refletissem sobre a atitude de vocês que não pensaram no que significa uma pessoa colocar um trabalho aqui no Varal e, dois dias depois, o trabalho desaparecer misteriosamente; qualquer pessoa humana sentiria isso. Acho que minhas palavras no 'Presença' não foram tão agressivas, quanto foi agressivo para mim (e também para outros que escreveram Poemas e colocaram no Varal) o fato de ter sumido o Poema dois dias depois que foi aqui colocado.

Aliás, desde o momento em que ele desapareceu, eu já estava supondo que foi por admiração; no entanto, basta que vocês caminhem cerca de 14 passos para que cheguem no balcão de xerox e tirem uma cópia do Poema desejado (que vocês querem ter por pura admiração) e recoloquem aqui o original, para que outros também possam apreciar.

Vocês realmente disseram que, mais cedo ou mais tarde, teriam que devolver o Poema; no entanto, esse mais cedo ou mais tarde só ocorreu depois que o artigo foi publicado no 'Presença'; na verdade, foram mais de duas semanas que se passaram. Na verdade eu precisei utilizar disto que vocês chamam de 'imaturidade' para que pudesse, se possível, rever meu Poema, e também para que todo mundo fosse alertado disso. E, se possível, que isso não mais se repita.

Não vou negar que não tenha sido bacana a atitude de vocês em recolocarem o Poema aqui, e com um bilhete endereçado a mim.

No entanto, vocês sabem meu nome, e sabem onde me encontrar; quanto ao nome de vocês, vocês não quiseram se identificar. Vocês se assinaram na verdade como sendo 'os supostos ladrões do Centro Acadêmico'.

Sendo assim, não sei com quem estou falando; pode ser que eu até tenha uma grande amizade por vocês e vocês não o saibam (nem eu)...

Para terminar, vou dizer só mais uma coisa: o Poema Para Geraldo Vandré já está aqui. E os outros Poemas que foram roubados do Varal? ONDE ESTÃO? Não foi só o meu que sumiu.

Atenciosamente

José Ricardo – 5º Químico

'A mão que toca um Violão, se for preciso faz a guerra'

Marcos Valle – Paulo Sérgio Valle"

E o meu Poema seguinte foi o Nº 63, logo acima... foi o primeiro Poema "sem título" depois de mais de 40 Poemas "com título" que eu já havia escrito...

Pouco tempo depois, na Igreja do Bonfim, em Santo André-SP, no Parque Oratório, eu participava de um Festival de Música e Poesia Vocacional, onde, além de representar numa pequena Peça de Teatro, também participei com o Poema Nº 64:

VOCAÇÃO – Poema Nº 64

Que posso eu dizer ou escrever
Sobre uma Pastoral Vocacional,
Seja a vocação para formar família
Ou mesmo a vocação Sacerdotal?

Falta de conhecimento não é.
O problema é que, por mais que eu aprenda,
Eu sinto que me falta inspiração
Pois não sei escrever sob encomenda.

Rezamos assim: *"Enviai Senhor*
Operários para a Vossa Messe".
No entanto é necessário, meu irmão,
Que venha do coração essa Prece.

Vocação não é apenas ser Padre;
É também sinônimo de Servir;
É ajudar do melhor modo possível
O Trabalho de Deus a prosseguir.

Porém, não é nenhum de nós na Terra,
Mas é Deus que nos chama a Trabalhar;
É preciso silêncio para que
Saibamos a Voz de Deus escutar.

Só assim poderemos resolver
O grande problema da Vocação,
Sem esquecer que, para tudo isso
A grande Força está na Oração.

José Ricardo Gonçalves
05/09/1983

Esse Poema participou do I Festival de Música e Poesia Vocacional na Igreja do Sr. Do Bonfim, no Parque Oratório, em Santo André-SP, entre os dias 22 e 29/10/1983.

Pouco tempo depois, lembrando do Modernismo, da Semana de Arte Moderna, no Teatro Municipal de São Paulo-SP, em 1922, e, lembrando também de Mário de Andrade e Oswald de Andrade, resolvi, pela primeira ver, escrever um "Poema Concreto", daqueles que foram feitos "mais para serem vistos do que para serem declamados":

POEMA DE UM ESTUDANTE IV – Poema Nº 65

SONATAS
SONETOS
SINETES
SINETAS
SINOS
CENAS
ASSAZ
CENAS
ASSASSINAS
SINAL
ARSENAL
ARSÊNICO
CÍNICO
ACENO
OBSCENO
SENO
COSSENO...

QUE SONO...

José Ricardo Gonçalves
05/11/1983

POEMA DE UM ESTUDANTE V – RETA FINAL – Poema Nº 66

Aproxima-se a reta de chegada.
Do que reclamo eu, afinal,
Se, como um Piloto de "Fórmula 1",
Eu recebo a "bandeirada final"?
Foram 5 Anos que se passaram;
Poderam ter sido 6, 7 ou mais;
E, o tão sonhado desfecho
Aproxima-se cada vez mais.
É como atravessar um grande túnel
Naquela escuridão total,
E avistar ao longe a saída
Como um raio de luz matinal.
Aulas, provas e projetos,

Centro Acadêmico, Poesia, Violão,
Palestras, protestos, passeatas,
Marmita, sanduíche... e a construção!
Sem esquecer os Personagens Importantes
Como as revistas do Paulão,
Os artigos no "Presença",
E os refrescos do Carlão.
Muita coisa aconteceu;
Muita coisa em mim mudou.
E, como o tempo correu!
E, no fim da estrada, eu já estou...
No Anhembi, a Grande Cerimônia;
De "smoke", certamente estarei lá.
Resta-me apenas uma pergunta:
E daqui prá frente, como será?

José Ricardo Gonçalves
10/11/1983

Obs.: "Presença" era o Jornal do Centro Acadêmico (CAEEM), conforme foi citado logo acima. Paulão era o Vendedor de Jornais e Revistas. Carlão era o Vendedor de Refrescos. Ambos no CAEEM.

E, similar ao Poema Nº 60, posso dizer também, de um certo modo, que os "Verdadeiros Autores" do próximo poema (Nº 67) são o Taiguara e também o Geraldo Vandré, já que o mesmo é também composto por citações de letras de seus belíssimos Repertórios Musicais!!!

CANÇÃO DO EXÍLIO PARA TAIGUARA E GERALDO VANDRÉ — Poema Nº 67

De que adianta esta terra ter palmeiras
Onde cante o sabiá,
Se os "poderosos" não querem
O canto e a beleza apreciar?
Afinal, você falaria bem de sua terra
Se um trabalho seu fosse censurado
Por dizer verdades em canções ou poesia,
E, por tudo isso, você fosse exilado?
De que adianta os tais "homens de aço"
"Esperarem tanto da Ciência"

Se, de um simples canto ou Poema
Não conseguem captar a sua essência?
"Por uns velhos vãos motivos,
Somos cegos e cativos
No deserto do universo sem amor"
E, quem disse isso? Será que ainda está vivo?
Uns dizem que se envolveu em drogas,
Outros preferem dizer que foi exilado,
Outros dizem que simplesmente parou de cantar.
No entanto, nada disso foi confirmado.
E, sem falar no que aconteceu
Com o compositor dos versos
De "Prá Não Dizer Que Não Falei Das Flores".
Dizem que foi até torturado por homens perversos...
Onde andam Taiguara e Geraldo Vandré?
Sobre eles, pouca coisa sabemos;
No entanto, basta ouvirmos uma de suas Músicas
E a vida um pouco melhor conheceremos.
Não sei se sou bem claro em dizer,
Dúvidas talvez existam em você,
Mas isso é muito natural;
Muita coisa eu também tento em vão entender.
Afinal, por que *"permanecer neste espetáculo*
Onde não tem lugar o amor,
E, além de tudo isso,
Querem ainda programá-lo no computador"?
E afinal, *"que cérebros ou máquinas*
Podem fazer mais do que o amor
Que ainda existe dentro de você?"
Não vamos pois temer o que é inferior!
"Vamos recuperar a Paz perdida e as ilusões,
Fazer em fera a flor ferida e lutar,
Vamos abandonar a morte em vida em que estamos",
Só assim é que o amor poderemos encontrar;
"E, quem quiser encontrar o amor,
Vai ter que sofrer; vai ter que chorar";
Mas, acredite: existindo mais amor,
O sabiá nas palmeiras bem melhor irá cantar!

José Ricardo Gonçalves
28/12/1983

CAPÍTULO

5

Engenheiro Formado!!! Porém, Ainda Estudante!!!

Escrevi apenas um poema, no período descrito nesse Capítulo 5...

E, mesmo assim, feito em Janeiro de 1984, antes do início do Curso de Engenharia de Petróleo... Depois disso, o leitor amigo lerá apenas prosa, nesse capítulo...

SONETO Nº 11 – PAIXÕES – Poema Nº 68

Paixões que nunca foram correspondidas,
Amores sofridos, amores frustrados,
Feias cicatrizes de suas feridas
Inspiraram Poemas amargurados.

E quando somos nós que somos amados
Sem amarmos as que estão por nós caídas?
Prantos que são sinceramente rolados,
E que nos parecem lágrimas fingidas.

Amamos. Nossas paixões não são sentidas;
Na hora, nós nos sentimos arruinados;
Tais paixões, contudo, são logo esquecidas.

Se, porém, não estamos apaixonados
Por mulheres que de amor se acham perdidas,
Tais amores são por nós sempre lembrados!

José Ricardo Gonçalves
12/01/1984

No início desse ano, também realizei mais uma viagem interestadual e conheci "superficialmente" a belíssima Curitiba-PR, por ocasião do casamento de um tio, o irmão caçula de minha mãe, e que se casava na Capital Paranaense. Foi minha quarta viagem interestadual...

E foi no dia 10/01/1984 que eu recebi o CREA, a "Colação de Grau Simples", na própria Faculdade. E estava preparada a Grande Cerimônia, a Festa de Formatura no Palácio das Convenções, no Anhembi!!! A data marcada era 11/04/1984!!!

Mas, surpreendentemente, o ano de 1984 foi "sui-generis"...

Antes da Formatura no Anhembi, eu passei no Concurso e, de repente, mais um Ano de Estudo... E, na Bahia!!!

O Curso de Engenharia de Petróleo, muito mais "pesado" do que somados os Cinco Anos de Engenharia Química na Escola de Engenharia Mauá!!!

Mudança em todos os sentidos... Transformações jamais esperadas...

E, eis que no dia 08/03/1984, eu embarquei no Aeroporto de Congonhas (CGH) rumo a Salvador-BA!!! Era também a minha quinta Viagem para fora do Estado de São Paulo!

E, no mesmo dia, assinei o Contrato de Trabalho para estudar (durante um ano) no Curso de Engenharia de Petróleo (CEP-84), que, na época, ainda não existia em nenhuma Faculdade no Brasil, mas só na própria Petrobras, no SEN-BA, o Setor de Ensino da Bahia, que, nos dias de hoje, tem o nome de Universidade Petrobras!!!

Para alguns Colegas de Curso, foi o Primeiro Vôo... Mas, para mim, era o terceiro, já que eu havia voado, ida e volta, entre os Aeroportos de Congonhas (CGH) e Galeão (GIG) em Dezembro de 1982, com as passagens aéreas que eu havia ganho no Programa "Quem Sabe Sabe", da TV Cultura de São Paulo-SP!!!

Lembrando também que, na época, as siglas ainda eram RIO e SAO, respectivamente, para o Rio de Janeiro-RJ e São Paulo-SP... Ainda não haviam as siglas específicas dos respectivos aeroportos!!!

De qualquer forma, era o meu terceiro Vôo, mas ainda não tinha voado nenhuma vez "pagando do meu próprio bolso", já que, para esse Vôo, a passagem aérea havia sido fornecida pela Empresa! E meus Três Primeiros Vôos foram todos pela VASP!!!

Era o início de uma Carreira Profissional que durou 32 anos, 6 meses e 15 dias, ou seja, de 08/03/1984 até 23/09/2016!!!

Lógico que, lembrando Dorival Caymmi, eu também estava na expectativa de querer conhecer "O Que É Que A Baiana Tem"... E, lembrando Toquinho, Vinicius de Moraes e Marília Medalha, também estava curioso para "Passar Uma Tarde Em Itapoã"...

Aliás, uma vez sabendo que o Curso seria na Bahia, eu também tinha a meta de assistir a uma Apresentação de Dorival Caymmi e também conhecer a Irmã Dulce!!!

Quanto à Apresentação de Dorival Caymmi, eu assisti à mesma, ao ar livre, em frente ao Shopping Iguatemi de Salvador-BA, em Abril de 1984!!!

E, quanto à inesquecível Irmã Dulce, eu estive com ela pessoalmente quatro vezes no Hospital por ela administrado, próximo à Igreja do Bonfim... Dificílimo descrever o sentimento de conhecer pessoalmente um Ser Humano tão "frágil" e de tão Bom Coração como foi a Irmã Dulce...

Também era a época do final do mandato do Presidente João Baptista Figueiredo, final do "Regime Militar" e início da "Democratização" do Brasil... Havia "recessão" e, desse modo, quase todas as pessoas com quem eu convivia eram praticamente unânimes em dizer que eu "havia acertado na loteria" ao conseguir a Aprovação para esse Curso da Petrobras!!!

Muitas surpresas, muitas transformações aconteceram!!!

Apesar de já ter o Contrato de Trabalho assinado e receber meus primeiros Salários, o Curso foi muito mais puxado do que a Faculdade, pois, na Engenharia Química, eu utilizava o Raciocínio, tanto é que eu quase que não estudava na véspera de uma prova, pois tinha que estudar bastante e, com muita antecedência, os diversos assuntos, durante vários dias que antecediam as provas.

No Curso de Engenharia de Petróleo de 1984, o CEP-84, as provas eram semanais e foi um ano inteiro sem nenhum período de Folga ou Férias, sem nenhuma pausa para descanso.

Um grande problema que enfrentei foi que, acostumado que eu era com Raciocínio, tive que encarar muita "decoreba"!!! Essa foi a parte mais difícil durante esse ano de 1984!!! Alguns colegas disseram que, se eu tivesse me formado em Engenharia Mecânica, o Curso teria sido "mais familiar" para mim!!! E, realmente, a Engenharia de Petróleo é muito mais "Mecânica" do que "Química"...

Além disso, havia também muita tensão, pois, bastava uma única prova na qual a nota mínima não fosse atingida, para que a pessoa fosse desligada do Curso, sem ter a opção de repetir o ano... Alguns colegas realmente tiveram o Curso interrompido nesse ano de 1984, por não terem conseguido a nota mínima...

Foi o Estudo mais difícil e mais tenso que eu realizei em toda minha Vida... Mas valeu a pena!!!

Foi também uma Experiência de Vida muito difícil, mas também muito interessante!!! Lógico que eu estava experimentando uma "Nova Liberdade", já que eu estava decidido a não mais morar com meus Pais, assim que me formasse a conseguisse o Emprego!!! Eu ambicionava "fugir de casa"...

E, na Bahia, dividia o apartamento com um colega e pagava o aluguel oriundo do próprio Salário!!! Não havia mais nenhuma "dependência financeira" com relação aos meus Pais e estava "livre" deles!!! Se bem que, eu "ganhava bem", mas, como eu dizia, "o que eu ganhava, eu gastava"...

E, algum tempo depois, foi que eu percebi que, em meus Pais, havia um certo "desespero", pois eles não mais podiam me "chantagear", dizendo coisas do tipo "se quiser ser independente, tem que ganhar seu próprio sustento"...

Lógico que "a Liberdade cobra um preço"!!! Na maravilhosa Bahia, a Terra da Felicidade, eu, na verdade vivi um período muito tenso, com muitas provas, e também muita "saudade do meu torrão natal"... Não tanto a Cidade de Santos-SP, mas exatamente a Cidade de Santo André-SP, e tudo o que eu fazia antes da mudança para Salvador-BA!!!

Imagine então o "dilema"... Com uma boa negociação, consegui a dispensa para poder viajar de Salvador-BA para Santo André-SP, na Terça-Feira (10/04/1984), participar da Formatura no Anhembi, na noite de 11/04/1984 (a "Grande Cerimônia", conforme menciono no Poema Nº 66), receber os dois Prêmios que me foram conferidos, retornar a Salvador-BA, na Quinta-Feira (12/04/1984), e fazer uma prova na Sexta-Feira!!!

Lembrando, conforme já mencionei antes, que eu recebi dois Prêmios nessa Formatura: o Prêmio Escola de Engenharia Mauá, por ter sido o Primeiro Colocado, em notas, na modalidade de Engenharia Química, e também o Prêmio Instituto Mauá de Tecnologia, por ter sido o Primeiro Colocado no geral, em todas as modalidades!!!

Tudo muito "corrido", naturalmente...

Foram também o meu quarto e o meu quinto Vôo, além de terem sido também os meus primeiros Vôos pela "saudosa" VARIG (Viação Aérea Riograndense) e também os primeiros Vôos que eu paguei normalmente, sem ter ganho nenhum prêmio e sem ter sido pago pela Empresa...

E, fazendo parte do Prêmio Instituto Mauá de Tecnologia (melhor aluno em todas as modalidades) também recebi um Cheque de valor de Cr$ 300.000,00 (Trezentos Mil Cruzeiros), que era um pouco mais da metade do meu Salário, na época!!!

E, continuava o Curso de Engenharia de Petróleo, em Salvador-BA!!!

Na Capital Baiana, eu também sentia falta da Rádio Cultura FM de São Paulo (a Música Erudita) e também da Grande ABC FM, de Santo André-SP que tocava Música Orquestrada ("Easy Listening"), com Orquestras do Quilate de Ray Conniff, Gleen Miller, Paul Mauriat, Franck Pourcell, Harry James, Les Elgart, Burt Bacharach, etc.

Tal problema, nos dias de hoje, não mais existiria, já que, por exemplo, a Cultura FM de São Paulo agora dá prá sintonizar "em qualquer lugar do mundo" graças ao "milagre" da Internet...

A única rádio que eu gostava de ouvir na Bahia era a Educadora FM, nos 107,5 MHz, que tocava exclusivamente MPB, incluindo excelentes Compositores e Intérpretes Nordestinos do quilate de Xangai, Vital Farias, Geraldo Azevedo, Elomar, Luiz Gonzaga e Dominguinhos, apenas para citar alguns...

Sonhando com novas Viagens...

Até aqui, conhecia apenas 4 Estados fora o Estado de São Paulo: Minas Gerais (Poços de Caldas-MG, em 1978), Paraná (Foz do Iguaçu-PR, em 1981, e Curitiba-PR, em 1984), Rio de Janeiro (a já mencionada Viagem ao Rio em 1982) e a Bahia, já que eu estava residindo em Salvador-BA!!!

Realizei em Abril desse mesmo ano de 1984 a minha primeira Viagem com "Pacote Turístico": nos Feriados da Semana Santa, eu e o colega que dividia apartamento comigo, fomos de ônibus assistir ao Espetáculo da

Paixão de Cristo em Nova Jerusalém, no Agreste Pernambucano!!! E, até então, eu, que não conhecia nada da Região Nordeste, a não ser Salvador-BA, visitei e conheci rapidamente Recife-PE, Olinda-PE, Caruaru-PE, João Pessoa-PB e Maceió-AL!!! Tudo muito rápido, mas que valeu a pena... Já "conhecia" então mais três Estados Brasileiros... E eram 14 horas de ônibus entre Salvador-BA e Recife-PE...

Aliás, até então o pouquinho que conhecia na Região Nordeste eram apenas e tão somente algumas Praias em Salvador-BA... Já havia "passado uma tarde em Itapoã", lembrando de Toquinho, Vinícius de Moraes e Marília Medalha!!! Mas ainda não conhecia nada do Sertão, do Agreste...

E eis que, para minha surpresa, no mesmo dia em que fomos de Recife-PE para o Teatro da Nova Jerusalém (Brejo da Madre de Deus-PE), fizemos uma parada para conhecer a famosíssima Feira de Caruaru!!! Lógico que eu relembrei a belíssima Composição, "A Feira de Caruaru" (Onildo Almeida), que foi imortalizada pelo saudoso Rei do Baião Luiz Gonzaga!!! Mas... minha Grande Surpresa foi que... estava chovendo no Sertão!!! Meu primeiro contato com o Sertão, o Agreste, foi num dia de chuva!!! Acredite se quiser...

Algum tempo depois, num fim de semana, em Maio de 1984, resolvi conhecer Aracaju-SE, já que a Capital Sergipana fica a apenas 5 horas de ônibus de Salvador-BA...

Prá dizer a verdade, eu ficava "dividido", nos Feriados, entre rever Santo André-SP e Santos-SP, ou conhecer algum lugar novo, na Região Nordeste...

Desse modo, visitei a família em Santo André-SP e Santos-SP, no Feriado de Corpus Christi, em Junho de 1984!!! Mas, aquela "sensação frustrante" de ter tanta coisa prá rever, tanta coisa prá contar, em tão pouco tempo... Apenas 4 dias e o retorno para a rotina dos estudos e as tensões com as difíceis provas e o medo da reprovação...

E, no mesmo ano, no Feriado de 12 de Outubro, em vez de ir para Santo André-SP, resolvi conhecer Fortaleza-CE, onde me hospedei na casa de um colega do CEP-84!!! Foram 4 dias bem aproveitados, na Capital Cearense, onde, diga-se de passagem, fui "recebido como um rei"... A simpatia de novos Amigos Cearenses que foram excelentes Guias Turísticos naquele feriadão...

Mais um Estado Brasileiro, cuja Capital eu acabava de conhecer!!! E, desse modo, quanto mais lugares conhecia, mais lugares eu queria conhecer!!! Os Sonhos de Viajante foram crescendo aos pouquinhos!!!

Lembrando também que eu conheci, nessa Viagem, mais uma Empresa Aérea que foi a também "saudosa" Transbrasil e, pela primeira vez, um Avião do tipo "Jumbão", com capacidade para mais de 300 passageiros, e com 2 corredores em seu interior: o Boeing 767, que, na época, era quase como que "ficção científica", já que, até então, só havia conhecido os Aviões de "apenas um corredor", como é o caso do Boeing 737...

O Curso já havia chegado à metade... Mas era difícil "sentir" isso, já que, parecia nitidamente que, quanto mais o tempo passava, mais difícil ia ficando... Existia também o medo de "não aguentar", pegar um "stress", sei lá... Conhecia relatos de pessoas que não conseguiam "aguentar o tranco"... Aliás, tive um colega do Curso que não conseguiu levar adiante, teve "Licença Médica", mas que acabou desistindo...

Mas, algumas surpresas agradáveis ainda me aguardavam nessa segunda metade do período do Curso de Engenharia de Petróleo, o CEP-84!!!

E surgiu Netinha em minha Vida...

Foi também nesse mesmo ano, no dia 10/11/1984, que eu conheci minha Esposa, a Netinha (Maria Ivonete Ribeiro Mendonça), no momento em que adquiri uma calculadora Texas TI57LCD na loja Abafilm, no Shopping Itaigara, em Salvador-BA!!!

Lembrando que uma Calculadora Científica Programável, na época, custava mais caro do que um Lap-Top nos dias de hoje. Foram Cr$ 169.000,00 (Cento e Sessenta e Nove Mil Cruzeiros), o que, na época, era a quarta parte do meu Salário...

Acredite se quiser, mas, até então, eu só usava Calculadora para as "Quatro Operações Básicas", já que, para os cálculos de Trigonometria, Exponenciais e Logaritmos, eu ainda utilizava a Régua de Cálculo, a qual aprendi a utilizar nos tempos do SENAI, e que utilizei durante os 5 anos da Faculdade!!!

Sempre fui (e ainda sou!!!) defensor da Régua de Cálculo, pois a mesma requer raciocínio, ao contrário da Calculadora.

Mas com a "altíssima velocidade" com que tínha que aprender as matérias no CEP-84 (que, conforme comentei, era muito mais "puxado" do que a Faculdade), eu já me via obrigado a comprar minha Calculadora Científica.

Netinha me vendeu a Calculadora, após uma certa dificuldade que tive com a Gerente da Loja para que meu cheque fosse aceito!!! Concluída a venda, com muita simpatia, Netinha disse: "Muito obrigado!!! Volte sempre!!!"

E eu... Voltei sempre!!!

A loja Abafilm ficava no Shopping Itaigara, na Avenida Antônio Carlos Magalhães, em Salvador-BA, no lado oposto ao Prédio da Petrobras onde ficava o SEN-BA. Desse modo, bastava atravessar a avenida, o que eu fazia com frequência, na hora do almoço, sempre que precisava comprar alguma coisa no Shopping, para os Estudos!!!

De início, sentia-me "dividido", pois não queria criar vínculos na Bahia... Gostava de Salvador-BA, mas só para passear, e não para morar!!! Nada de "criar raízes"...

Com todos os "defeitos e qualidades", a Grande São Paulo sempre foi o meu lugar preferido para morar!!!

Além das Emissoras de Rádio que já mencionei (como a Cultura FM, da Música Erudita, e a "saudosa" Grande ABC FM, da Música Orquestrada), o que eu também sentia bastante falta eram os Concertos Sinfônicos e as Óperas, pois não imaginava que os mesmos fossem tão raros na Bahia, mesmo sendo a Capital do Estado.

Nesse ano de 1984, assisti a apenas e tão somente 3 Concertos Sinfônicos (dois deles com a OSBA = Orquestra Sinfônica da Bahia) e somente a uma Ópera, a qual foi uma apresentação da "Cavelleria Rusticana" (Pietro Mascagni) encenada no Teatro Castro Alves, em Salvador-BA.

Na Grande São Paulo, os Concertos eram quase que semanais, e eu estava acostumado a assistir a 3 ou 4 Óperas por ano!!!

E, por outro lado, ouvindo o rádio à noite, eu até conseguia ouvir a Rádio Jornal do Brasil AM, já que a "Onda Média" tem longo alcance à noite, em se tratando de distâncias que não sejam intercaladas por "maciços montanhosos"... Na época, os 940 kHz AM da JB alcançavam Salvador-BA à noite, com uma excelente MPB... A Educadora da Bahia FM também tinha excelente MPB, mas, o que eu queria era mais variedade...

Sentia, porém, muita falta da Música Erudita... As Rádios de Música Erudita, mesmo em AM, que eu conhecia e que, teoricamente, têm longo alcance à noite (Cultura AM, MEC AM, por exemplo), não tinham essa "potência", para chegar à Bahia, mesmo na calma noturna... Mas, na medida do possível, eu ia me "contentando" com a Boa Música Brasileira...

E, desse modo, querendo voltar a residir na Grande São Paulo, eu não queria fixar residência em nenhum outro lugar do Brasil e, como tal, eu também não queria "me amarrar"... E, também, com a perspectiva de concluir o Curso de Engenharia de Petróleo e trabalhar Embarcado, no Regime das Plataformas de Petróleo em Alto Mar, o que eu mais queria era começar a conhecer diversos novos lugares!!!

Viajar bastante, e conhecer, de início, o Brasil e, mais tarde, alguns países do Exterior...

Apesar do "Lirismo" que eu demonstrava em diversos poemas, desde a adolescência, o que eu aspirava cada vez mais era ser um "solteirão convicto"...

Começava, aos poucos, a perceber que "Eu te amo..." é frase excelente para a Poesia, mas que "não prestava" para ser dita, com sinceridade... Paradoxalmente, eu ia percebendo aos pouquinhos, que minha poesia tinha que ser "Realista"...

De fato, o Curso de Engenharia de Petróleo se aproximava da "reta final", já que estávamos quase no fim do ano, e, o término previsto era para o dia 01/03/1985, quando então estaríamos todos de Férias, no mês de Março, e depois iniciaríamos a Carreira propriamente dita no local para onde fôssemos designados!!!

Por outro lado, não aguentava mais tanto Estudo!!! Estava "doidinho" prá "por a mão na massa"...

Afinal, eu morava em Salvador-BA, mas não conseguia "curtir" Salvador-BA!!! Quando as provas eram na Sexta-Feira, eu até "despressurizava" um pouquinho a cabeça no fim de semana... Mas... algumas provas foram marcadas para Segunda-Feira... Nesse caso, o fim de semana estava "perdido", já que precisava estudar bastante...

Surpreendentemente, os meses de Novembro e Dezembro de 1984 e os meses de Janeiro e Fevereiro de 1985 foram repletos de surpresas diversas...

A tensão no Estudo era cada vez maior, já que, quanto mais o tempo passava, mais aumentava o cansaço e... o medo de perder um ano inteiro e o Curso, por nota insuficiente...

Havia também outro fator que ocasionava uma grande tensão... Para onde seríamos designados, após a conclusão do Curso de Engenharia de Petróleo, o CEP-84?

Havia vagas disponíveis no Recôncavo Baiano e também em Aracaju-SE, Natal-RN, São Mateus-ES e Macaé-RJ (que é a sede da Bacia de

Campos, tão sonhada por mim e pelos colegas do Sul e Sudeste!!!). Mas também foram reveladas algumas vagas "tenebrosas" na insalubre Floresta Amazônica...

E os critérios? Qualquer um de nós iria supor que seriam as melhores notas... Mas não era nada disso!!! Em anos anteriores existiam queixas de Gerentes que não gostavam de "receber somente os últimos colocados"... Desse modo, as notas boas não garantiam prioridade na escolha da Região onde o novo Engenheiro de Petróleo iria trabalhar!!!

E era simplesmente horrível... O Engenheiro estudar bastante, estar entre os Melhores, e ter que encarar um local que não fosse o de sua preferência... Geralmente um local "inóspito" que jamais seria escolhido nem mesmo por pessoas nascidas na respectiva região...

O Estado de São Paulo estava descartado, já que a maravilhosa Bacia de Santos ainda não existia, apesar de que a Pecten (empresa do Grupo Shell), num "Contrato de Risco") já havia anunciado uma "Descoberta" nas Águas da Bacia de Santos... Mas ainda havia muita estrada pela frente...

A opção pela Bacia de Campos era a mais atraente, mesmo porque, trabalhando Embarcado, ou seja, no Regime de 14 dias dentro da Plataforma de Petróleo, alternados com os 14 dias de Folga, daria opção (ao menos "teoricamente") de poder residir em qualquer local de preferência, como aliás, era a minha Primeiríssima Opção: trabalhar na Bacia de Campos e voltar a residir em Santo André-SP!!!

Por outro lado, o que não faltavam eram os "boatos"... Aliás, talvez não fossem boatos, mas chegavam as informações que muitas vezes se modificavam... A Região Amazônica, por exemplo, anunciou "de última hora", duas novas vagas... Essa era a opção "mais temida" por todos... Não querer trabalhar na insalubre Região Amazônica era praticamente uma "unanimidade"...

E, prá não dizer que não houve nenhuma "pausa", nesse ano de Estudo, a nossa Turma do CEP-84 teve alguns dias entre o Natal e o Ano Novo e, desse modo, estive em Santo André-SP e Santos-SP nesse período, ou seja, 6 meses após o Feriado de Corpus Christi...

Mas era sempre assim... O que era "maravilhoso" em rever o "Torrão Natal" acabava "cobrando o preço", na hora do "terrível" retorno...

Eu, que queria "fugir de casa", etc. e tal, senti enorme dificuldade com essa "Experiência de Vida", apesar de que, com o passar dos anos, passei a considerar a experiência cada vez mais positiva e gratificante... Mas, o difícil é perceber tal coisa durante o processo...

E, conforme já mencionei, não queria me "amarrar"... Não queria gostar de ninguém... Não queria "fincar raízes" em nenhum "solo" que não fosse na Grande São Paulo... Mas... Havia algo que começava a me "prender" na Bahia e que começava a me deixar bastante "dividido"... Afinal, eu nunca tinha sentido o que eu sentia (e não sabia explicar direito) pela Netinha e, mais ainda, nunca tinha sido, até então, tão bem Retribuído com o que eu sentia!!!

Desse modo, os meses de Novembro e Dezembro de 1984 e os meses de Janeiro e Fevereiro de 1985 foram marcados por uma enorme mistura de "sentimentos contrastantes", já que, por um lado, os Estudos, cada vez mais tensos, continuavam a "aterrorizar", mas... Por outro lado, os fins de semana tornavam-se cada vez mais interessantes!!!

Como eu já comentava na época... "Não tenho filho, mas tenho uma Netinha...", já que alguns chamavam a Maria Ivonete, pelo apelido de Nete, e, desse modo, eu achei bonitinho chamá-la carinhosamente de Netinha...

O "destino" estava traçado... Dizem que "nada acontece por acaso" e eu acredito cada vez mais nesse provérbio!!!

E, "milagrosamente", a Primeira Opção!!!

Vieram mais provas, mais tensões, e, mais tensão ainda quando foi o dia da decisão sobre o local para onde cada um de nós seria designado...

Lógico que eu estava "obcecado" pela Bacia de Campos, já que a Bacia de Santos ainda não existia!!! Mas, "no fundo, no fundo", o que eu mais queria era que, caso não fosse a Bacia de Campos (com sede em Macaé-RJ), que fosse, pelo menos, num local com Plataforma Offshore, ou seja, em Alto Mar!!!

Não queria nada Onshore, ou seja, não queria jamais trabalhar em Terra, ou, em outras palavras, não queria nada com Poço de Petróleo em Terra, já que, no Mar, o Regime era 14 x 14 (14 dias de Trabalho e 14 dias de Folga), enquanto que em Terra, o regime era 5 x 5 ou 7 x 7... É bom, mas só para quem mora perto... Muito ruim, porém, para quem resida a mais de 1.000 quilômetros de distância... Lembrando também que vários desses lugares eram (e ainda são!) longe de aeroportos, e para chegar aos mesmos, era (e ainda é) necessário viajar de ônibus!!! Além de que, na época, viajar de Avião custava pelo menos 5 vezes mais caro do que viajar de Ônibus...

"Milagrosamente", fui designado para a Bacia de Campos!!! Digo "milagrosamente", pois era observada em mim uma certa "flexibilidade" em "aceitar" algum lugar que fosse com Plataforma de Petróleo, ou seja, Offshore!!! E, para a RPNS = Região de Produção do Nordeste Setentrional, sediada em Natal-RN, eram 8 vagas e apenas 3 pretendentes, que eram os Colegas nascidos no Ceará, no Piauí e na Paraíba... Era "crença total" que eu seria escolhido para o Rio Grande do Norte, já que, fora os 3 Colegas que desejavam como Primeira Opção, eu era o único que optava por essa Região como Segunda Opção, enquanto que, para todos os demais Colegas, era a última opção...

Mas... nada acontece por acaso...

Sonho Realizado!!! Pelo menos, de início... Para o Ricardinho, esse que está escrevendo esse livro, foi designada a Bacia de Campos!!! Acho que esse foi um dos momentos de maior "euforia" em minha vida... Momento em que eu senti algo como que, "acertando uma mega-sena"...

Mas muitas surpresas ainda me aguardavam... Eu tinha que "pagar o preço"...

Essa decisão aconteceu no mês de Fevereiro de 1985!!! O saudoso Presidente Tancredo Neves já havia sido eleito, no Colégio Eleitoral, e já sabíamos que ele seria o próximo Presidente do Brasil, iniciando assim a Nova República e cumprindo a promessa do Presidente João Baptista Figueiredo quanto à transição para a "Democracia"...

E, paradoxalmente, quanto menos tempo faltava, parecia que mais tempo faltava... Faltavam 4 semanas, depois 3 semanas, e assim sucessivamente, parecia que as provas eram cada vez mais difíceis... Havia algo que "inquietava"...

Final de Fevereiro, fiz a última das provas, numa Sexta-Feira... Passei o Sábado e o Domingo em Salvador-BA e, no Domingo, peguei minhas coisas e "piquei a mula" para Santo André-SP, no dia 03/03/1985!!! Dessa vez eu voei pela VASP... E Netinha estava no Aeroporto, despedindo-se de mim...

Não dá prá explicar a "mistura de diferentes sentimentos" que vinha acontecendo... Tanto prá mim, como também prá Netinha...

Agora... "despressurizar"...

Com a "certeza do dever cumprido" e a data para me apresentar na então RPSE = Região de Produção do Sudeste, sediada em Macaé-RJ, a Bacia de Campos!!!

Mas essa data era para o início de Abril!!!

Ainda tinha o mês de Março para poder relaxar, "descomprimir", respirar, afinal, viver um período de Férias (as primeiras desse Contrato de Trabalho), no qual nunca havia sido tão importante que eu realmente DESCANSASSE...

Rever, afinal tudo, o que "parecia que havia se perdido" em Santo André-SP e em Santos-SP...

Voltar para a Bahia? Muita gente pensou que eu nunca mais ia querer... Mas, muito pelo contrário: o que eu agora queria era "curtir a Bahia", "como se eu fosse um preguiçoso"... Saber que não tinham mais as provas, a tensão do Curso, etc. e tal...

Tanto é que eu "apareci de surpresa" em Julho de 1985 no mesmo Shopping Itaigara onde a Netinha trabalhava...

Mas... "vamos por partes"... O mês de Março de 1985 veio para mim cheio de muita expectativa e também com muitas surpresas agradáveis e algumas desagradáveis...

A surpresa desagradável foram os problemas de saúde que ocorreram com o Presidente Eleito Tancredo Neves, que era o nosso Sonho de Democracia... Ele que passou por diversos problemas de intestino e que nos deixou, no dia 21/04/1985...

Mas muitas surpresas diversas estavam para acontecer!!!

CAPÍTULO 6

Finalmente, Exercendo A Profissão!!!

É verdade!!!

Após a conclusão do Curso de Engenharia de Petróleo, o qual foi muito mais tenso do que os 5 Anos da Engenharia Química na Mauá, eu afirmava que, a partir daquele momento, não queria ler mais nada... nem "gibi"!!!

Estava "ansioso" para começar a "por a mão na massa"!!! Chega de equações, projetos, provas e tanta tensão!!!

E, a grande Expectativa de começar a Trabalhar Embarcado!!! Na época, o "Melhor Lugar do Mundo" era a Bacia de Campos, já que, conforme mencionei, a Bacia de Santos ainda era, vamos dizer, "ficção científica"... Só pude sonhar com a mesma a partir de 2006!!!

O que eu fico "perplexo" em narrar, nesse trecho desse livro, é o período enorme no qual não escrevi nenhum poema... Foi um Soneto no início de 1984, para, logo após, acontecer toda a "mudança" que aconteceu, com o Curso na Bahia, a conclusão do Curso, a minha colocação na Bacia de Campos, e os Primeiros Embarques... Os primeiros Vôos de Helicóptero...

O poema seguinte, eu só escrevi em Fevereiro de 1986... Dois anos e um mês sem nenhum novo poema... Até prá mim é dificílimo acreditar...

Mas, antes de tudo isso, sinto-me "na obrigação" de descrever como foi o mês de Março de 1985, que, conforme já mencionei, foi um mês repleto de expectativas, curiosidades, e (por que não dizer?), muita ansiedade...

Nesse capítulo desse livro, ainda terei que narrar bastante "em prosa", antes do próximo poema!!!

Descontar todos os "atrasados" de um ano, em apenas um mês...

Em Santo André-SP e em Santos-SP, priorizei rever um "mundão" de coisas que "pareciam perdidas", antes desse mês de Março de 1985... Além de rever parentes e amigos, também comecei a realizar, "modestamente", o início dos meus Sonhos de Viagens!!!

Em Itajubá-MG, fui ao casamento de um Colega do Curso de Engenharia de Petróleo!!! E valeu a pena, pois foi mais um lugar bonito que eu conheci, além de ter sido muito bem recebido pelos familiares do noivo!!!

Começava a experimentar uma "nova liberdade", com um Bom Salário, que agora já vinha com os Adicionais, já que a CLT (Consolidação das Leis Trabalhistas) obriga que, em se tratando de Plataforma de Petróleo, o Empregador pague os diversos Adicionais de Periculosidade, Trabalho Noturno, Sobreaviso, etc...

Mas, na "outra face da moeda", eu também estava "pagando um preço", já que existia ainda uma "enorme oposição" a tudo isso... Conforme já comentei e... será difícil explicar satisfatoriamente... a oposição que meus Pais faziam, embora, ao que tudo indica, eles faziam meio que... "inconscientemente"...

Conforme já comentei, havia um "desespero" por me verem "independente financeiramente" e não terem mais como me "chantagear"...

Nesse mês de Março de 1985, eu fui a esse Casamento em Itajubá-MG, e também fui a um Casamento em Piracicaba-SP, onde fui também muito bem recebido! Também aproveitei para rever São Sebastião-SP, onde morava a minha Tia que sempre me apoiou em diversos momentos importantes durante essa minha fase de "Coração de Estudante" (lembrando Milton Nascimento e Wagner Tiso)!!!

Conforme comentei, São Sebastião-SP, no Litoral Norte do Estado de São Paulo, foi uma espécie de "refúgio" para mim, tanto nos dois últimos anos de Faculdade, como também no início da minha Carreira Profissional!!!

A tia que residia em São Sebastião-SP me recebeu maravilhosamente bem e me proporcionou excelentes dias de Férias, os quais também "tiveram um preço", já que, conforme comentei antes, minha Mãe não suportava que eu fosse "bem tratado", pois parecia que ela "tinha medo de perder o filho"... Nem Freud explica...

E, como passou rápido esse mês de Março de 1985!!! Um "piscar de olhos"... No início de Abril, fui me apresentar aos meus novos Gerentes na cidade de Macaé-RJ, no Norte Fluminense!!!

Uma enorme mistura de medo, expectativa, e mistério...

08/04/1985... Era uma Segunda-Feira e, o dia anterior havia sido um Domingo de Páscoa... Após a Viagem de Ônibus de São Paulo-SP para o Rio de Janeiro-RJ, uma "baldeação" no Terminal Rodoviário Novo Rio, e uma Viagem pela Auto-Viação 1001, das 04:20 até as 07:00, do Rio de Janeiro-RJ para Macaé-RJ... 180 km pela BR-101... Essa Viagem foi uma "constante" durante muitos anos... E, conforme havia mencionado antes, inúmeras travessias de ônibus pela Ponte Rio-Niterói!!!

Ainda não existia a Linha Rio/ABC e, desse modo, tinha que fazer a "baldeação" no Terminal Rodoviário Tietê, na Capital Paulista, além da "baldeação" no Terminal Novo Rio, na Cidade Maravilhosa.

Primeira semana... Novos contatos, novos Gerentes... Conhecer a nova Atividade!!! Um período de Estágio que durou menos de 2 meses, para começar a Atividade propriamente dita, já que a Produção de Petróleo era então de 500.000 barris por dia, e a Petrobras tinha a meta, juntamente com o Governo Federal, de chegar à Auto-Suficiência!!! A Produção total de Petróleo, na época, era a metade do consumo do Brasil...

Na primeira semana, foi um reconhecimento de diversos Setores, diversas Atividades, além de Treinamento com Combate a Incêndio, incluindo extintores e mangueiras, já que fazia parte de eventuais necessidades, que poderiam acontecer num ambiente de trabalho como é uma Plataforma de Petróleo!!!

E, no dia 15/04/1985, também uma Segunda-Feira, pela primeira vez, embarquei num Helicóptero, num Vôo de aproximadamente 45 minutos rumo a cerca de 100 km mar adentro e, finalmente, após grande expectativa, comecei a conhecer a "Vida Offshore"!!!

Pela primeira vez, a inesquecível experiência de estar em uma Plataforma de Petróleo que, nesse Primeiro Embarque, era a SS-16, Sonda Semi-Submersível 16, também chamada de Petrobrás 10, ou, simplesmente P-X, como é conhecida até hoje!!!

Tive o primeiro contato com um Poço que estava em final de Perfuração, sendo feito, no mesmo, um Teste de Avaliação das Formações!!!

Um dos melhores momentos de minha Vida Profissional!!! Muita expectativa, muita Esperança, muita dúvida, enfim, uma mistura de muitos sentimentos diversos!!!

Mas, uma coisa era certa!!! Eu sabia que estava no lugar onde eu queria estar!!!

Foram dois Embarques, cada um durando apenas 8 dias, intercalados com alguns períodos em Terra, em regime administrativo, para a realização do Estágio que durou menos de dois meses!!!

E, em Junho de 1985, designado para a DIRCRES = Divisão Regional de Completação, Restauração e Estimulação, eu estava na minha Nova Lotação e começava a "Trabalhar prá Valer"!!!

Quando um Poço de Petróleo acaba de ser Perfurado, o mesmo precisa ser equipado para poder produzir, com Segurança. Essa fase é chamada de Completação, na qual são feitas diversas Operações para que o Poço seja equipado com a Tubulação de Produção, a "Árvore de Natal" (conjunto de válvulas manuais e automáticas de superfície), além de alguns eventuais Testes de Produção e, finalmente, a Produção propriamente dita, do respectivo Poço de Petróleo!!!

A Atividade da Completação é bem complexa e compreende também toda e qualquer reentrada no Poço que venha a ser necessária durante a vida do mesmo, ou seja, toda a manutenção (preventiva e/ou corretiva) que venha a ser necessária, em caso de melhoria da Produção, entupimento da tubulação por "Parafinas", etc. e tal...

Restauração também faz parte dessa Atividade e, como o próprio nome diz, consiste em "restaurar" diversos aspectos que possam ter diminuído ou inibido a Produção de um Poço de Petróleo, como por exemplo, um dano à formação. Por outro lado, Estimulação, também chamada Acidificação, é um bombeio de Ácido Clorídrico (também podendo ter Ácido Fluorídrico) para melhorar a Permeabilidade, ou seja, a facilidade para que o Óleo possa fluir através dos poros da Formação e poder chegar ao Poço e, consequentemente, à superfície.

Passei a trabalhar no Regime de Embarque 14 x 14, na Completação, nas Plataformas de Petróleo da Bacia de Campos e, nesses primeiros anos, conheci diversos Aspectos nos Campos de Namorado, Cherne, Pampo, Albacora (que era o "embrião" das Águas Profundas!!!), além de Pargo, Carapeba e Vermelho, bem como alguns Embarques em Plataformas que operavam e produziam para os Campos de Enchova, Corvina e Linguado!!! Minha função era a de "Engenheiro Fiscal", ou seja, a "Fiscalização" de todas as Operações supra-citadas, que envolvem o Poço de Petróleo.

E, então, a partir desse momento, eu era a "Pessoa Mais Feliz do Mundo"!!! Ao menos, teoricamente, deveria ser... Mas... a vida sempre "cobra um preço"...

Longe de casa, saudade... Em casa, os velhos problemas...

O que significa voltar a conviver com os Pais após um período de um ano que poderia, guardadas as devidas proporções, ser comparado a um "regime militar"?

Teoricamente deveria ser um período no qual todos os rancores e ressentimentos deixariam de existir, não é mesmo?

Mas... a vida "cobra um preço"...

De acordo com uma Música gravada por Odair José, no período da Jovem Guarda (de autoria de Donizette – Versão de George Naiman), "A Noite Mais Linda do Mundo", existe uma frase que, para mim, é "reveladora": *"Felicidade não existe / O que existe na vida são momentos felizes..."*

Realmente, embora eu já tivesse dominado diversos momentos de "depressão", desde os tempos de "Coração de Estudante", eu ia percebendo que, de um certo modo, a Felicidade tinha que ser "cultivada"...

Eu já tinha "tudo o que queria na vida"... Era só viver e ser Feliz, não é mesmo?

Mas... "teoria, na prática, é outra"...

Estava começando com minhas Primeiras Viagens, para as quais eu não precisava esperar pelas Férias!!!

Nos 14 dias de cada período de Folga, eu já havia conhecido Cabo Frio-RJ, Búzios-RJ e Arraial do Cabo-RJ, além de Petrópolis-RJ e Teresópolis-RJ, nesses primeiros meses de Regime de Embarque, em 1985!!!

E, após o segundo Embarque, eu fui rever a Bahia!!! Peguei o ônibus da Viação São Geraldo e, pela primeira vez, viajei durante 32 horas, "cortando o estradão", nesse imenso Brasil, predominando, nessa Viagem, a BR-116!!!

Meu record anterior era a Viagem que durava 19 horas, de São Paulo-SP para Foz do Iguaçu-PR, a qual havia realizado pela primeira vez em 1981...

E, cheguei, de surpresa, a Salvador-BA, quando, pela primeira vez, revi Netinha, que não acreditava jamais que eu retornaria à Bahia!!!

O que eu também queria, era "ir à forra"... Tanta coisa boa prá "curtir" na Bahia, tantas boas praias, tanta coisa boa prá se fazer, não apenas no fim de semana, mas também durante a semana toda, mas, que os Estudos intensos não me deixavam fazer... Em suma: queria passar alguns dias na Bahia, vestindo bermuda, e não mais a calça comprida...

E, desse modo, foi se iniciando a minha Carreira Profissional...

Pouco antes do final de 1985, ainda viajei pelo Rio de Janeiro-RJ em companhia de meus Pais, que ainda não conheciam a Cidade Maravilhosa, a qual eu já estava começando a ficar "cansado de ver", já que fazia parte da minha "rotina de trabalho", se é que posso chamar de "rotina" o Regime de Embarque.

Tudo lindo, tudo maravilhoso... Exceto nas "cobranças"...

Eu mesmo abastecia, por minha conta, o carro de meu Pai, que ele não usava durante a semana, já que ele ia para o Trabalho num ônibus fretado pela Empresa (Petroquímica União) na qual ele ainda trabalhava, deslocando-se com todo o conforto!!!

Como eu usava o telefone de casa com frequência para as ligações interurbanas que, inclusive eu fazia, a cobrar, durante as Viagens, para dizer onde e como eu estava, eu achava que meus Pais não podiam reclamar...

Qual o que...

Meus Pais reclamavam do "excesso de impulsos" que vinham na Conta Telefônica, que, diga-se de passagem, eu mesmo pagava, ou seja, ligações para a Região da Grande São Paulo, que não chegavam a ser "interurbanas"...

Meus Pais continuavam reclamando de mim, apesar de perceberam que não podiam mais alegar que eu "tinha que ganhar meu próprio sustento, se quisesse ser independente"...

Desse modo, a cada novo Embarque nas Plataformas, e a cada nova Viagem, a situação ia se tornando cada vez mais "insustentável"!!!

Lógico que, "enquanto os cães latiam, a caravana passava"... Fui "empurrando com a barriga", durante os anos de 1985, 1986 e início de 1987!!!

Comecei a conhecer um pouquinho deste Enorme Brasil!!!

Em diversas diferentes Viagens, fui começando a conhecer diversos lugares, tais como Juazeiro do Norte-CE, Teresina-PI, São Luiz-MA, Belém-PA, Goiânia-GO, Brasília-DF, Natal-RN, Piripiri-PI (onde fiquei na casa de um Colega do Curso de Engenharia de Petróleo)!!!

Também visitei, no início de 1986, a linda Belo Horizonte-MG e conheci também algumas Cidades Históricas nas Minas Geraes, dentre elas, Ouro Preto-MG, Mariana-MG, Sabará-MG e Congonhas-MG!!!

Em 1986, em novo período de Férias, peguei um ônibus e fui conhecer o Pantanal Matogrossense!!! Nessa época, eu fazia diversas Viagens de ônibus com a "vantagem" de conhecer, não apenas os lugares em si, mas também as distâncias, as estradas, ou seja, a Real Dimensão desse "Brasilzão"...

Peguei o ônibus de São Paulo-SP e desembarquei em Campo Grande-MS!!! Passei duas noites na Capital Sul Matogrossense e peguei o Trem para Corumbá-MS, o famosíssimo "Trem do Pantanal", maravilhosamente interpretado pelo Almir Sater, na belíssima Composição Musical escrita por Geraldo Rocca e Paulo Simões!!!

Viajar de Trem é maravilhoso e esse "Trem Azul" (Composição Musical de Lô Borges e Ronaldo Bastos, maravilhosamente interpretada pela saudosa Elis Regina) era maravilhoso... Almoçar e tomar uma Cerveja, num dia bem quente, observando a paisagem vista da janelinha do Trem...

E, "Seguindo No Trem Azul", também maravilhosa Composição Musical de Cleberson Horsth e Ronaldo Bastos, da qual estava me lembrando, e que foi gravada pelo Grupo "Roupa Nova", foi o que fiz durante 11 horas, de Campo Grande-MS até Corumbá-MS, onde tive um pequeno contato com o Pantanal Matogrossense, incluindo Passeio de Barco, avistando inclusive alguns jacarés... Também resolvi fazer uma "pequena Viagem Internacional" e cruzei a fronteira entre Corumbá-MS e Puerto Suarez, em Território Boliviano, e onde o Passaporte não era necessário, já que era uma cidade fronteiriça...

De Corumbá-MS, peguei o Trem de volta para Campo Grande-MS e, de lá, peguei o ônibus para Cuiabá-MT e, nas redondezas, conheci também o Véu de Noiva, maravilhosa queda d' água do Rio Coxipozinho, na Chapada dos Guimarães... De Cuiabá-MS, peguei o ônibus e viajei pela recém-pavimentada BR-364 e fui conhecer Porto Velho-RO!!!

Eu queria "provar" que "pobre também pode ir prá Manaus-AM", que era o meu objetivo nessa Viagem. Mas... tinha chovido bastante, o que é comum na Região Norte, e a viagem de ônibus de Porto Velho-RO a Manaus-AM, pela BR-319, estava suspensa...

O jeito foi gastar um pouco mais e pegar um Avião... De Porto Velho-RO para Manaus-AM, foi pouco mais de uma hora de Vôo e, desse modo, eu conhecia, pelo menos até o momento, o que havia de "mais distante", e mais "difícil", em termos de meus Sonhos de Viagens: Manaus-AM, um "pedacinho da Floresta Amazônica", o Encontro das Águas dos Rios Negro e Solimões, e também algumas "comprinhas", já que, na época, era atraente adquirir Vídeo-Cassete, Aparelhagem de Som, e demais artigos eletrônicos, na Zona Franca de Manaus!!!

Lógico que a Viagem de retorno foi de Avião... Boa parte dessas Viagens que estava realizando nessa "primeira fase de minha Vida Profissional" eu estava indo de ônibus e voltando de Avião, apesar de que, se fosse a menos de 1.000 km da Grande São Paulo, eu ia e voltava de ônibus, mesmo porque "custava mais barato"...

Também realizei uma Viagem de Ônibus na qual revi Aracaju-SE, na casa de um Químico que era meu Colega de Empresa; ainda de ônibus, fui rever Netinha em Salvador-BA. E, de Salvador-BA, voltei de Avião!!!

E, surpreendentemente, dois meses depois, fui fazer um Curso de Aperfeiçoamento, pela Petrobras, em Salvador-BA, ou seja, com Vôo e hotel pago pela Empresa!!! E mais um Maravilhoso Encontro com Netinha!!!

Lembrando também que esses Cursos, denominados CAPRO = Curso de Aperfeiçoamento de Produção, eram bem mais tranquilos e voltados à Atividade Profissional. Mesmo quando tinham provas, as mesmas eram muito mais tranquilas do que as do CEP-84.

E, após essa "Longa Viagem" que fiz pelas Regiões Centro-Oeste e Norte, e também após esses dois retornos para Salvador-BA, realizei no segundo semestre de 1986 duas Viagens "teoricamente bem mais simples", só de ônibus: Rio Grande do Sul (incluindo Porto Alegre-RS, Novo Hamburgo-RS, Nova Petrópolis-RS, Gramado-RS, Canela-RS, Caxias do Sul-RS, Bento Gonçalves-RS, Garibaldi-RS, Santo Ângelo-RS e São Miguel das Missões-RJ) e Santa Catarina-SC, incluindo Florianópolis-SC, Balneário Camboriú-SC, Itajaí-SC e Blumenau-SC)!!!

As Viagens eram maravilhosas!!! O problema era chegar em casa... Só censura, "cobranças", enfim, só recebia "duchas de água fria"...

Foi também por essa época que conheci Vitória-ES, Vila Velha-ES e Guarapari-ES, três maravilhosos lugares no Litoral Capixaba, onde fiquei na casa de um Colega de Profissão, que me recebeu maravilhosamente bem, e foi também um excelente Guia Turístico!!!

O Trabalho continuava!!! A Petrobras continuava em busca da Auto-Suficiência de Petróleo no Brasil!!! Meus Sonhos de Viagens continuavam em pé!!!

Mas... havia algo que eu tinha que realizar para tornar minha Vida melhor!!! Tinha tudo prá ser Feliz e era Feliz!!!

Mas... não dá prá ser feliz com tanta "cobrança", não é mesmo?

Decidi então:

Morar Sozinho!!!

Já devia ter feito isso antes!!! Aliás, desde o momento em que concluí o Curso de Engenharia de Petróleo que eu já deveria ter pensado nisso!!!

Já deveria ter percebido que não era eu o "errado", mas sim, os meus Pais, com todo o respeito!!!

Se antes, eu "não contribuía para o sustento", se antes, para que eu pudesse ser independente, eu "tinha que ter meu próprio sustento", e, se agora, eu até ajudava nas despesas, pagava integralmente a Conta do Telefone, enchia o tanque de gasolina do carro de meu Pai, sem nada cobrar por isso, então, por que, cargas d'água, eles me "cobravam" tanto???!!!

Nem Freud explicaria...

Meu Pai estava se aposentando e planejando voltar a morar em Santos-SP!!! Ele nunca gostou de Santo André-SP!!!

Santos-SP é a minha Cidade-Natal e é um dos melhores lugares do Mundo!!! Sou "suspeito" em dizer...

Mas... venhamos e convenhamos!!! Residir em Santos-SP com tal situação cada vez mais "insustentável", com cada vez mais "cobranças", cada vez mais problemas... Não dava!!!

Meus Pais que fossem prá Santos-SP, que eu ficaria, como fiquei, em Santo André-SP!!!

Não podem dizer que eu "fugi de casa"... Mesmo porque eu já havia tido essa chance antes disso e meus Pais não percebiam...

Com muito sacrifício, após vários meses de procura, adquiri no segundo semestre de 1987 o Apartamento na Vila Bastos, bem próximo ao Centro de Santo André-SP, onde resido até hoje!!!

Meu Pai se aposentou e, pouco tempo depois, voltou a morar em Santos-SP com minha Mãe!!! As "cobranças" passaram a ser menores, já que, a partir de então, eles não estavam comigo o tempo todo...

Mas... como é bom!!! Poder ser dono do próprio espaço!!! Poder ir dormir e acordar a hora que quiser!!! Liberdade, porém, com bastante Responsabilidade!!!

Minha Mãe, que Deus a tenha, começava a se queixar que eu praticamente não os visitava... Eu perguntava se eles "queriam que eu fosse todos os dias", e ela dizia que "dependia da saudade que eu sentia"... Lógico que eu respondia que "se fosse pela saudade, eu não iria nunca"!!!

E, desse modo, terminava 1987 e começava 1988!!!

Em 1987 eu ainda fiz uma outra Viagem que foi bastante interessante e totalmente fora dos "Paradigmas Turísticos": peguei um ônibus de São Paulo-SP até Belém-PA, numa Viagem que durou 60 horas!!! Meu record de duração de uma Viagem de ônibus!!! Era a segunda vez que chegava à Capital Paraense e, de lá, peguei o Avião da VARIG e fui conhecer Macapá-AP!!! Visitei a Fortaleza São José de Macapá-AP e fui também no "Marco-Zero" onde era demarcada no chão a Linha do Equador!!! Latitude 0º00'00", Tirei uma foto com o pé esquerdo no Hemisfério Norte e o pé direito no Hemisfério Sul!!!

Naquela época não existia, aliás, não estava nem em projeto ainda, o Estádio "Zerão" que é o Estádio que foi construído no "Marco-Zero", no início da década de 1990, com a linha divisória do gramado coincidente com a Linha do Equador!!!

Voei novamente para Belém-PA, onde peguei o barco de linha e fui conhecer um pouquinho da Ilha de Marajó, que é maior do que o Estado de Sergipe!!! Seis horas de barco, de Belém-PA até Soure-PA, na Ilha de Marajó!!!

Voltei de barco para Belém-PA, onde peguei o Avião até Manaus-AM para fazer conexão com o Vôo para Boa Vista-RR!!! Pela primeira vez na minha vida, eu estava, não apenas na Linha do Equador, mas no Hemisfério Norte, a 4 graus de Latitude Norte!!! Era o meu "record boreal"...

E, lógico, na volta, parei alguns dias em Manaus-AM, revi o Encontro das Águas, e fiz mais algumas "comprinhas"... Foi também nesse ano que comprei meu primeiro CD-Player e meus primeiros CD' s... Lógico que todos de Música Clássica!!!

E, "a essa altura do campeonato", só faltava um Estado para conhecer: o Acre!!! Aliás, na verdade, faltavam dois Estados e duas Capitais para conhecer, já que, no ano seguinte, na Assembleia Constituinte de 1988, foi criado o Estado do Tocantins. Então, sob esse prisma, faltavam duas Capitais para conhecer: Rio Branco-AC e Palmas-TO!!!

Rio Branco-AC, eu só fui conhecer em 1989!!! E Palmas-TO, somente em 2012, com Netinha, num "Pacote Turístico" que tinha como objetivo principal o maravilhoso Parque Estadual do Jalapão!!!

O segundo semestre de 1987 e o primeiro semestre de 1988, no entanto, foi marcado por uma diminuição do número de Viagens, pois estava cuidando de vários detalhes da compra do novo Apartamento e também da Mudança!!!

De qualquer forma, foi no início de 1988 que, pela primeira vez, voei para o Exterior, já que, minhas "primeiras Viagens Internacionais" haviam sido de ônibus, partindo de Foz do Iguaçu-PR, incluindo Assunción, no Paraguay, a 5 horas de ônibus de Foz do Iguaçu-PR!!! Nesse início de 1988 voei pela "saudosa" VARIG para Buenos Ayres e, pela primeira vez estive na Capital Porteña!!!

Também comprei meu primeiro carro, após a conclusão da compra do apartamento!!! Um Fuscão 1500, do ano de 1971, cor Verde!!! "Carro de pobre", mas que satisfazia meus deslocamentos pela região, já que era difícil assistir às Óperas, Concertos e Peças de Teatro na Capital Paulista e ficar sujeito aos horários dos últimos ônibus...

Também paguei à vista o preço do Fuscão, totalmente, do meu próprio bolso!!! Mas... poderia "escrever outro livro", só para descrever o quanto de "oposição" que tive, por parte de minha Mãe, que não queria, de jeito nenhum, que eu comprasse o carro, alegando que "não era necessário", que eu podia me deslocar de ônibus, etc. e tal...

Lógico que o que minha Mãe não queria jamais era que eu tivesse mais essa "Liberdade" com os horários!!! Principalmente para poder namorar e ter "autonomia" para poder ir aos motéis...

Posso afirmar isso com toda a convicção, pois uma das brigas mais ridículas que minha Mãe teve comigo, nessa época, foi quando eu havia estado num barzinho, chamado Samurai, no Distrito de Riacho Grande, em São Bernardo do Campo-SP, no qual eu havia rachado a conta com alguns amigos, e havia utilizado um cheque, no qual eu havia anotado no "canhoto" do mesmo o nome "Samurai". A parte dos demais amigos eles haviam pago prá mim em dinheiro ("cash").

Prá que???!!! No dia seguinte, "a guerra estava declarada", pois minha mãe começou mais uma briga comigo, ao "bisbilhotar" o meu talão de cheques!!! Não havia como "tirar da cachola" de minha mãe que Samurai era um barzinho, no qual eu tinha "rachado a conta" com a turma de amigos, e que não era um MOTEL, como ela supunha, e não tirava da cabeça!!!

Lógico que, o que eu também "lamentava", era que, naquele caso, especificamente, realmente não se tratava de motel... Mas eu queria que fosse, pois, afinal... Eu tinha direito... Ou não?

A coisa estava chegando a um ponto no qual eu não me importava de ser acusado pelos meus pais de algo que fizesse!!! O que eu não suportava, no entanto, era ser acusado por algo que eu não fiz, tendo sido vítima de ter sido "julgado pelas aparências".

E acontecimentos similares a esse cheque, com a anotação do nome "Samurai" no "canhoto", passavam a ser cada vez mais constantes no meu viver!!!

Seguia o segundo semestre de 1987!!! Já havia comprado meu apartamento, meu telefone fixo e também o meu carro!!! O "desespero" de minha mãe, com a minha INDEPENDÊNCIA era cada vez mais extremo...

Conforme comentei logo acima, bastante coisa melhorou foi depois que meus pais se mudaram finalmente prá Santos-SP, e eu me mudei pro meu novo Apartamento, na Vila Bastos!!!

Aliás, muita coisa estava realmente em "mudança"... Não só mudança de residência, mas muitas mudanças estavam acontecendo...

Conforme comentei, desde Janeiro de 1984, não havia escrito mais nenhuma poema, até Fevereiro de 1986!!!

O Poema seguinte, eu escrevi, portanto, no início de 1986, três meses antes da "Mega-Viagem" na qual visitei pela primeira vez o Pantanal Matogrossense e a Amazônia!!!

MUDANÇA – Poema Nº 69

Já faz tempo, bastante tempo
Que uma nova vida eu contemplo,
Novos caminhos onde eu ando,
Novas amizades, valores,
Nova vida, novos amores,
Minha vida se transformando.

Muito tempo passou, eu sei,
Muita coisa atrás eu deixei,
E fui em frente: rumo norte;
Vi muita gente desistindo;
Eu não parei; fui insistindo;
Fé em Deus e bastante sorte.

Dificuldades enfrentei,
Elas existem; disso eu sei,
Mas fui seguindo sempre em frente;
Novos tempos; novas Viagens,
Novas terras; novas paisagens,
Um novo sol mais reluzente.

E não parei; continuei;
Muita alegria eu encontrei;
Só uma coisa eu não entendi:
Minhas rimas se ausentaram.
Nesses dois anos que passaram
Nenhum Poema eu escrevi...

José Ricardo Gonçalves
12/02/1986
A bordo da SS-23

O poema acima eu escrevi durante um período de Embarque na Sonda Semi-Submersível 23. Pensava que retomaria então a Poesia... Mas, só em 1991 foi que voltei a escrever um novo poema...

Mas a "vidinha" continuava do mesmo jeito!!! Mas era Consciente e não me deixava abater!!!

Conforme comentei, tinha tudo prá ser Feliz!!! E era Feliz!!! Pelo menos, eu tinha momentos felizes, como na Música de Donizette, gravada pelo Odair José, que mencionei logo acima...

Morando sozinho, meus Pais em Santos-SP, agora sim, que fui experimentando novas alegrias de viver!!!

O ano de 1988 "prometia bastante", com novas perspectivas, novos Sonhos de Viagem, e "muito mais INDEPENDÊNCIA"!!!

Como era bom poder chegar em casa a qualquer hora que fosse, com meu próprio carro, um Fuscão 1971, mas que era totalmente meu, estava pago e quitado!!! E, melhor do que isso, chegar a qualquer hora da tarde, da noite ou da madrugada, se ouvir mais nenhuma reclamação!!!

Solteirão convicto!!!

Mas... não pensem que os "solteirões convictos" não amam e não sentem saudade...

Já tendo também meu próprio carro, embora fosse um Fuscão, comecei também a fazer algumas Viagens mais perto da Grande São Paulo-SP, incluindo estâncias hidro-minerais tais como Águas de Lindóia-SP, Serra Negra-SP, Socorro-SP e também São Lourenço-MG, Caxambu-MG, Lambari-MG e Cambuquira-MG!!!

E também, algumas Viagens, cada vez mais frequentes, à Bahia!!! Adivinhe por que...

Lógico que, a cada Viagem à Bahia, eu "vivia em dois mundos": o mundo maravilhoso do Encontro com Netinha, e o 'mundo macabro" de ouvir reclamações, xingamentos e chantagens, por parte de meus pais...

Conforme já citei e volto a citar... nem Freud explicava...

CAPÍTULO

7

Luas De Mel!!!

Enquanto os conflitos com meus Pais, mesmo à distância, "intensificavam"-se cada vez mais, eu prosseguia com novos Sonhos e, novos aspectos nas Viagens!!!

Queria conhecer novos lugares, mas também queria rever lugares que já havia conhecido e gostado!!!

E, mais ainda, eu já não queria mais viajar sozinho...

E, após ter ido 3 vezes a Salvador-BA, entre 1985 e 1986, fomos planejando o que foi a Primeira Viagem de Netinha à Grande São Paulo, a qual se concretizou em Agosto de 1988!!!

Lógico que essa Viagem de Netinha passou a ser "viável" somente nesse ano, ou seja, no novo Apartamento onde eu já morava sozinho, sem a "interferência" de meus pais, embora a mesma ainda existisse, pelo telefone...

Desse modo, aconteceu o que podemos denominar como a nossa "Primeira Lua de Mel"... Para mim, foi também interessante conhecer São Paulo-SP como se eu fosse um Turista, além de "dar uma de Guia Turístico" para a Netinha conhecer também a Região do ABC, Santos-SP, São Sebastião-SP e Ilha Bela-SP, além de Itu-SP, Salto-SP e Campinas-SP!!!

E, "como que uma obrigação", estando em Santos-SP, eu era sempre "condenado" pela família, caso não visitasse meus Pais. E foi nessa ocasião que meus Pais conheceram pessoalmente a Netinha e foi também nessa ocasião que o ódio deles começou a crescer cada vez mais...

Mas... "enquanto os cães ladram, a caravana passa"... E Netinha e eu procuramos não nos deixar abater!!!

Fizemos então, em Outubro desse mesmo ano de 1988, uma nova Viagem pelo Nordeste, saindo de Salvador-BA, passando por Morro de São Paulo-BA, Fortaleza-CE, Jericoacoara-CE, Recife-PE, Olinda-PE e João Pessoa-PB!!!

E, diga-se de passagem: Netinha e eu estivemos em Jericoacoara-CE nesse tempo em que ainda não havia energia elétrica no local e, nas pousadas, o banho era "de cuia", com água que era bombeada manualmente do sub-solo, já que haviam lençóis freáticos nesse maravilhoso local paradisíaco como era na época...

Jericoacoara-CE, nos dias de hoje, além de Resorts sofisticados, possui até um Aeroporto!!!

Assim foi o que Netinha e eu chamamos de nossa "Segunda Lua de Mel"...

O fato, no entanto, era que nós dois éramos dois "solteirões convictos"... Nenhum de nós queria se casar e, muito menos, ter filhos... Filhos, o mundo já tem demais, com muito desemprego!!!

E, lógico, não pense que Netinha e eu nunca fomos "criticados", por não querermos ter filhos por opção própria!!!

Muita gente nos acusa de todas as maneiras possíveis!!! O mais "tragicômico" é quando dizem que nós somos "egoístas", argumento para o qual eu tenho a "resposta pronta":

"Egoísta??? Se Netinha e eu não temos filho, é um a menos para concorrer com os seus filhos no Mercado de Trabalho!!!"

Realmente, tudo na vida "cobra um preço"... Até a "Felicidade"...

De qualquer forma, durante os anos de 1988, 1989 e 1990, foram diminuindo minhas Viagens como "solteiro" e foi aumentando o número de Viagens à Bahia!!!

Mesmo assim, foi no primeiro semestre de 1989 que eu conheci Montevidéo e Punta D'El Este, no Uruguay, numa Viagem de ônibus de linha, que, de São Paulo-SP até a Capital Uruguaia, durou 32 horas!!!

E, no segundo semestre, fiz o que eu posso chamar, não de minha primeira Viagem Internacional, mas a primeira Viagem que fiz com Passaporte e, para a qual precisei comprar alguns Dóllares, que, na época tinha enorme "ágio" (mais do que o dobro) da "cotação oficial"... Fiz minha primeira Viagem ao Peru e conheci Lima, Arequipa, Cuzco e Macchu-Picchu!!!

Também havia conhecido Fernando de Noronha-PE em 1989 e, em 1991, voltei a Fernando de Noronha-PE já com Netinha!!!

Conforme havia comentado, só faltava Palmas-TO para eu conhecer, pois já havia conhecido todas as Capitais dos Estados do Brasil, inclusive Rio Branco-AC, que eu havia conhecido em 1989!!!

Estive duas vezes com Netinha em Salvador-BA em 1989 e, no mesmo ano, Netinha veio para Santo André-SP e, dessa vez, eu revi, e Netinha conheceu Porto Alegre-RS, além de belíssimas cidades do quilate de Novo Hamburgo-RS, Nova Petrópolis-RS, Gramado-RS, Canela-RS, Caxias do Sul-RS, Bento Gonçalves-RS, Garibaldi-RS, Santo Ângelo-RS e São Miguel das Missões-RS!!! E, tudo isso, de ônibus!!! Naquele tempo era bacana "cortar o estradão", além de que era também "bastante romântico"...

Lógico que o período de Natal e Ano Novo de 1989 para 1990 foi "em pé de guerra com meus Pais", já que, cada vez, mais aumentava o desespero deles, ao me ver cada vez mais envolvido e cada vez mais Feliz com a Netinha!!!

E nós continuamos!!! Não desistimos!!!

Em 1990, fui mais 3 vezes à Bahia!!! Também fiz com Netinha uma Viagem a Corumbá-MS e um novo contato com o Pantanal Matogrossense!!! Essa Viagem só não foi "perfeita", porque queríamos fazer a mesma pelo "Trem do Pantanal"... No entanto, uma enchente havia afetado a Ferrovia em Maio de 1990 em Aquidauana-MS e arredores, além de que, quando já estávamos em Corumbá-MS, o Trem já havia feito uma Viagem, com as condições da Ferrovia recuperadas, só que, ato contínuo, os funcionários da RFFSA (a "saudosa" Rede Ferroviária Federal Sociedade Anônima) haviam entrado em greve!!!

O jeito foi a Viagem ter sido de ônibus entre Campo Grande-MS e Corumbá-MS e vice-versa...

No entanto, nada disso quebrou o encanto da Viagem pelo Pantanal!!!

O "caso de Polícia" é que continuava cada vez mais "acirrado"... Minha mãe, que Deus a tenha, repetia cada vez mais coisas do tipo: "... ela é aquilo que eu sempre imaginei: uma galinha..."

Às vezes até que eu dava umas respostas interessantes: "E daí? Eu sou galo de briga..."

Para mim, no entanto, era extremamente desconfortável, apesar de que Netinha não tinha medo e reagia de forma maravilhosa a tudo isto!!! E era como eu falava abertamente: "E se eu tivesse conhecido a Netinha num bordel? Prostituta também é gente!!!".

Repetia com frequência, principalmente no "auge das brigas" aquela frase: "... no dia em que eu gostar mesmo de uma namorada, vocês vão aceitar (ou 'engolir'...), independente de Nacionalidade, raça, Religião, condição financeira, ou seja lá o que for!!! Vão aceitá-la nem que ela seja 'nazista'..."

E era visível o preconceito dos meus pais contra os Nordestinos!!! Mesmo depois que eles estiveram em Salvador-BA, tendo conhecido tanta gente bacana que tinha amizade comigo...

Meus pais (e diversos tios meus) têm preconceito bastante evidente pelo Nordestino e pela Região Nordeste!!! Meus pais até que chegaram a conhecer Salvador-BA e Porto Seguro-BA, em duas diferentes viagens!!!

Acredite se quiser: conheço gente, entre parentes e amigos, que, sendo de Santos-SP, não têm coragem de fazer uma Viagem à Região Nordeste, pois acreditam que não suportarão jamais o intenso calor!!!

Gente que não acredita em mim, mesmo sabendo que já morei e que já revisitei várias vezes essa Maravilhosa Região Brasileira!!! Tais amigos e parentes não acreditam quando menciono que a Cidade de Santos-SP é muito mais quente e abafada, já que, nas Praias Nordestinas, de um modo geral, sopra uma brisa e, se bobear, a pessoa até chega a sentir um "friozinho"...

Lugares que são realmente mais quentes e abafados do que a Cidade de Santos-SP são as Capitais da Região Norte, tais como Belém-PA e Manaus-AM, além de Teresina-PI, onde praticamente não sopra nenhuma brisa!!!

Por outro lado, tenho amigos e parentes que já visitaram a Região Nordeste e concordam plenamente comigo, em termos das belezas de suas Praias e seu agradável clima!!!

CAPÍTULO 8

"Juntando Os Trapos"!!!

Netinha e eu, os dois "solteirões convictos" estávamos cada vez mais felizes com nossas "Viagens de Lua de Mel"!!!

E, com 29 e 27 anos de idade, que eu e Netinha já tínhamos, respectivamente, já éramos "maduros" o suficiente para que jamais se pudesse suspeitar que estivéssemos fazendo alguma "infantilidade"...

Desse modo, foi no dia 13/11/1990 que Netinha e eu decidimos "juntar os trapos"!!!

Seis anos e 3 dias depois da compra da Calculadora Texas TI57LCD!!!

Netinha diz, humoristicamente, que eu "passei 6 anos enrolando"...

Lógico que "o mundo" caiu todinho sobre nós dois... Aliás "quase todinho", pois alguns poucos parentes meus já conheciam e gostavam de Netinha!!! E minha mãe tinha cada vez mais inimizade com esses parentes que, "comicamente", eu dizia que eram a "Ovelha Branca da Família"...

Meus Pais só faltaram se suicidar... Fizeram, durante muito tempo, todo tipo de chantagem que se pudesse imaginar!!!

Minha família, em grande parte, também era contra!!! Quase todos os tios e primos, com exceção apenas dos que já tinham conhecido pessoalmente a Netinha, como no caso da minha Tia que residia em São Sebastião-SP!!!

O ano de 1990 ia terminando e ia começando 1991... Passei o Natal de 1990 na Plataforma de Petróleo e o Fim do Ano em São Sebastião-SP, onde Netinha e eu éramos bem recebidos!!!

Tenho que admitir que, depois de tantas "Festas" Natalinas e de Fim de Ano "macabras" que já havia passado com meus Pais, sem mais nenhum convidado, e também após alguns Natais e Passagens de Ano, que havia passado em Alto Mar, nas Plataformas de Petróleo, esse Fim de Ano de 1990 para 1991, em São Sebastião-SP havia sido, até então, para mim, o melhor de todos!!!

Com meus Pais, foram 3 anos em "pé de guerra", já que eles "queriam ver o vírus da AIDS, mas não queriam ver nem ouvir falar em Netinha"...

Tive que escolher: Ser "órfão de pais vivos" ou "viúvo de esposa viva"... Lógico que eu preferi ser "órfão" do que ser "viúvo"!!! E eu não me arrependo!!! Faria tudo de novo se necessário fosse!!!

Aliás, eu tenho que dizer: Só uma coisa me deixou "arrependido" no meu Casamento com Netinha: não ter sido mais cedo!!! Várias Viagens que havia feito sozinho eu já poderia ter feito com Netinha!!! Por outro lado, Netinha considera que "nada acontece por acaso" e que pode ter sido necessário esse "amadurecimento"...

Aliás, dizem que "amadurecer é importante, mas também não se pode amadurecer demais e deixar apodrecer"... Não é mesmo?

E, assim, o ano de 1991 prosseguiu com minha Escala de Embarques e Folgas nas Plataformas de Petróleo e, de início, algumas Viagens por perto, que incluíram Estâncias Hidrominerais Paulistas, tais como Águas de Lindóia-SP, Serra Negra-SP, Socorro-SP, além de Estâncias Mineiras tais como São Lourenço-MG, Caxambu-MG, Lambari-MG e Cambuquira-MG, Viagens essas que eu já havia feito quando ainda solteiro, em 1989, conforme mencionei anteriormente!!!

Foi muito interessante, em diversos aspectos, a partir daqui, o "Conto de Fadas", depois do "... então eles viveram felizes para sempre..." Foram diversos "obstáculos", mas Netinha e eu consideramos o saldo como Positivo!!!

CAPÍTULO

9

"Internacionalizando As Viagens"!!!

Naturalmente, que continuavam (e continuam até hoje!!!) os Sonhos de conhecer e rever diversos lugares do Brasil!!!

Novos Sonhos Turísticos também começavam a despontar, ou seja, não apenas conhecer o Brasil, que é um País de enorme área territorial, de dimensões continentais; mas Netinha e eu almejávamos muito mais: conhecer diversos Países no Exterior!!! Cruzar o Oceano... "Dar a volta ao Mundo"...

"A Primeira Viagem Internacional Do Casal"!!!

No Primeiro Semestre de 1991, Netinha e eu fizemos o Pacote Turístico dos Lagos Andinos, que começava em Santiago, e, ainda no Chile, Puerto Montt, Puerto Varas e Peulla. A partir daí, uma travessia de Catamarã para Bariloche, já em Território Argentino!!! E, de Bariloche, um Vôo para Buenos Ayres, local que Netinha estava conhecendo e eu estava visitando pela segunda vez, já que eu havia conhecido a Capital Porteña no início de 1988!!!

Posso dizer que essa Viagem pelos Lagos Andinos foi com um certo "sabor de Viagem à Europa", já que Netinha e eu enfrentamos algumas baixas temperaturas e um frio seco no Sul do Chile e no Sul Argentino!!!

Já estávamos sonhando com a "Mega Viagem" ao Egito, Israel e Grécia, que era, diga-se de passagem, um dos sonhos mais antigos que eu tinha até então...

Também achei muito estranho, mas a produção de poemas estava bastante "rarefeita"... Parece que, com tantos Bons Momentos para curtir a vida, não dava tempo para escrever coisas boas e positivas... Muito estranho, mas... nesse ano de 1991, eu escrevi apenas um poema:

SONETO Nº 12 – SILÊNCIO – À NETINHA – Poema Nº 70

Faz tempo que eu nada escrevo;
Seis anos, mas que me importa?
Não é dinheiro que eu devo,
Nada que me desconforta.

Faz tempo que eu nada escrevo,
Seja em verso ou seja em prosa,
Nem prá vida que ora levo,
Nem mesmo prá minha Esposa.

Minha vida mudou muito,
E, prá melhor; isso eu sei;
E, no papel, silenciei...

Desenvolvi meu intuito:
Não escrevi. Livros eu li.
Não falei; porém, ouvi!

José Ricardo Gonçalves
01/11/1991
05:19 a.m.
A bordo de PPG-1

O poema acima eu escrevi durante um Embarque na Plataforma de Pargo. Nessa época, Netinha e eu nos considerávamos o "Casal Mais Feliz do Mundo"...

Foi também nesse período que Netinha e eu começamos a realizar os Sonhos de importantíssimas Viagens Internacionais!!!

Conforme mencionei logo acima, já havíamos viajado pelo Chile e Argentina, nos Lagos Andinos!!!

Nesse mesmo ano de 1991, Netinha e eu também passeamos por Assunción e Ciudad D'El Este, no Paraguay, além de Puerto Iguazu, na Argentina e, lógico, Foz do Iguaçu-PR, local onde eu estive pela quarta vez, e Netinha estava conhecendo!!! Tudo de ônibus!!! Fizemos também um Vôo Panorâmico de Helicóptero sobre as Cataratas do Iguaçu que, diga-se de passagem, foi, até então, o único Vôo de Helicóptero de Netinha e o único que eu fiz que não foi "a Trabalho"...

Lógico que uma Viagem como essa, em termos de distância, é bastante "equiparada" com as Viagens pelo Brasil, já que Assunción, por exemplo, fica a apenas 5 horas de ônibus de Foz do Iguaçu-PR que, por sua vez, fica a cerca de 19 horas de ônibus de São Paulo-SP. Em outras palavras, uma Viagem de ônibus de São Paulo-SP até Assunción é mais curta do que uma Viagem de ônibus de São Paulo-SP para Salvador-BA (cerca de 33 a 35 horas).

A "Viagem de Sonhos", cruzando o Oceano, já vinha sendo programada durante o ano de 1991. No entanto, o início do ano de 1992 foi marcado por um telefonema de minha mãe à Netinha, enquanto eu estava Embarcado, passando mais uma Quinzena de Trabalho, dessa vez, na Plataforma de Cherne 2.

Dado o teor desse telefonema, que incluiu até mesmo ameaças de morte (acredito que tenham sido "da boca prá fora", mas... Foi muito desconfortável...), eu me vi na obrigação de redigir uma carta de 12 páginas, para colocar alguns pingos nos "is", que precisavam ser colocados!!!

"Sacrifiquei" boa parte de uma noite de sono para escrever 12 páginas e, no primeiro dia da Folga seguinte, coloquei a mesma no Sedex, registrada, para garantir que a mesma não fosse extraviada.

Mantive comigo duas cópias dessa missiva, a qual também mostrei para algumas pessoas de confiança que consideraram o conteúdo sincero e necessário, que precisava mesmo ser dito.

Acredito que, com o tempo, essa carta acabou dando um bom resultado, aproximadamente um ano depois, no início de 1993... Mas, vamos por partes:

Carta Aos Meus Pais

Plataforma de Cherne-2

1º/3/92

Aos Meus Pais:

Em primeiro lugar, quero dizer que é de propósito que estou escrevendo a carta num papel sem pauta: pois tenho total segurança da sinceridade com a qual estou escrevendo e, caso, ainda assim, os senhores não acreditem em mim, poderão submeter tal escrito a qualquer grafologista, para que analise tudo o que escrevi. E, para isso, é necessário que o papel seja sem pauta.

Caso essa análise grafológica seja feita, eu quero ver os resultados!!!

Mencionei que é possível que os senhores não acreditem em mim, pois em todos esses anos de convivência, tudo o que prevaleceu foi a DITADURA dos senhores para comigo e também a INCREDULIDADE!!!

Muitas e muitas vezes eu mencionei verdades que, em alguns casos, foram até comprovadas, mas, mesmo após a comprovação, os senhores jamais acreditaram em mim!!!

Necessitaria escrever, não uma carta, mas, sim, um LIVRO para mencionar uma pequena parte desse todo.

Como único exemplo, neste parágrafo, vou citar aquele momento felicíssimo de minha vida, no qual eu já estava com o maravilhoso emprego da Petrobras garantido e, fazendo testes para a Cosipa. Após ter mencionado que, mesmo entrando para a Cosipa, a minha escolha seria a Petrobras (como aliás seria do mesmo modo nos dias de hoje!!!), os senhores "JURAM DE PÉS JUNTOS" que eu fiz uma péssima entrevista DE PROPÓSITO para não ser aprovado.

Os senhores não acreditaram em mim quando disse a verdade, que eram 12 pessoas e apenas 3 vagas!!! Até hoje os senhores afirmam categoricamente que eu me reprovei de propósito.

Seja como for, não tem nenhum fundamento a afirmação ridícula que a senhora fez à Netinha ao telefone na noite de 29/02/92 que "o emprego da Petrobras foi conseguido dada à educação correta (???) que me deram os senhores".

O emprego na Petrobras existe Graças a um dos maiores presentes que Nosso Senhor me deu e graças também a um dos poucos, porém decisivos momentos de rebeldia que tive!!! Portanto, não venham querer tentar convencer Netinha que "foi graças aos pais de Ricardo, que ele tem o espetacular emprego que tem". Lembrem-se bem: vocês só queriam era a Cosipa. Quem quis a Petrobras fui eu!!

Decididamente, vocês nunca acreditaram em seu filho! Nunca perceberam que seu filho CRESCEU. Sempre fui tratado como a mais indefesa das crianças!!

Vocês NUNCA ACREDITARAM EM MIM e, da mesma forma, NÃO ACREDITAM EM NETINHA!!!

Saibam que Netinha sempre me deu todos os recados recebidos!!! Netinha nunca me impediu, nem tentou me impedir que eu escrevesse ou telefonasse!! Mas os senhores "JURAM DE PÉS JUNTOS" que Netinha não me deu nenhum recado e que é Netinha que não quer que eu ligue ou escreva!

Netinha não deixou de me transmitir nenhum recado. Até mesmo "o recado que não foi dado" ela me deu: na segunda quinzena de Julho/91 o senhor tocou a campainha do Apartamento e Netinha perguntou "Quem é?" Diversas vezes. Como não teve resposta, ela não atendeu! Lógico, como que Netinha abriria a porta para quem não conhecesse?

No mesmo dia, teve o telefonema cerca de meia hora depois; o senhor não disse que tinha estado em casa. Disse que iria ligar em 1º/8/91, quando foi o meu desembarque daquela quinzena.

Netinha estava disposta a conversar com o senhor, numa boa. Mas o senhor não quis. E depois a senhora diz que "A gente se esconde", como falou prá Netinha em 29/02/92.

A VERDADEIRA RAZÃO pela qual não mais entrei em contato com os senhores é perfeitamente lógica: Como é que um filho pode gostar de seus pais se seus pais só tentam difamar e destruir a pessoa que ele gosta?

E como que uma mãe ou um pai podem não gostar da mulher que é companheira de um filho, se é essa mulher que traz a felicidade para ele! Se é ela que é a "Outra Metade" e o faz feliz!! Então vocês não querem que seu filho seja feliz!! Se não querem que seu filho seja feliz, é porque não gostam dele!!!

Com efeito, toda vez que ligava era a mesma novela: eu não podia citar o nome de Ivonete ou o apelido carinhoso de Netinha, senão dava briga!! Se um pai e uma mãe gostam de um filho, por que então, fazem a "babaquice" de DITAR procedimentos? Como é que um filho pode gostar de seus pais, se seus pais não gostam de quem gosta dele???!!!

Se os senhores gostam de mim, também gostam de Netinha!!! Se não gostam de Netinha, é porque não gostam de mim!!!

Vocês nunca jamais gostaram de nenhuma namorada que tive, e sempre mostrando motivos que provavam um preconceito PODRE: ou porque a pessoa morava em bairro pobre, ou porque não tinha o meu nível de estudo, ou porque era de outra religião, e por aí vai.

Tudo isso sempre foi CIÚME DOENTIO!!! Pode consultar qualquer Psicólogo, Psiquiatra, Psicanalista, ou qualquer profissional da saúde!!!

Eu nunca podia ter uma namorada e muitas das minhas amizades (Masculinas e Femininas!!!) vocês também impediram (Amizades muitas das quais sinceras e que duram até HOJE!!!).

Eu sempre disse que o dia em que eu gostasse de alguém, eu iria morar junto e não adiantava vocês tentarem impedir. E não importava se a mulher era preta, branca, índia, oriental, católica, crente, atéia, "atôa", prostituta, diplomata, ou o que fosse!! Nem que fosse nazista!!! Quem tem que gostar sou eu. Sou eu que vou viver com a pessoa!!

Os senhores, com efeito, não gostam de Nordestino, nem de Pobre (esquecem a sua origem humilde e batalhadora) nem de gente com pouco estudo!!

Portanto, seria Utopia se os senhores gostassem de Netinha!! Não é mesmo???!!!

E Netinha é uma pessoa que conheci na Bahia, ocasião na qual fazia o Curso da Petrobras, à qual eu TODO DIA agradeço a Deus por ter conhecido e por tudo ter acontecido do jeitinho que aconteceu!!!

Não adianta eu dizer que Netinha é minha outra metade. Não adianta eu dizer que eu e Netinha somos ***o Casal mais Feliz do Mundo!!!***

Vocês não acreditam em mim!!!

Deus é Testemunha do que digo!!!

Aliás foi Deus, Nosso Senhor que me deu inspiração para escrever!!! E como eu não consigo conversar com os senhores, pois os senhores jamais me deixam falar, e sempre me "cortam" as frases quando eu falo, pois não querem que eu exponha meu pensamento, pelo menos, escrevendo, eu posso dizer toda a verdade sem ser cortado. Pelo menos ninguém me "corta" no meio de uma frase que, ao invés de falar, eu escrevo!!! Não tem ninguém aqui para me arrancar a caneta da mão no meio de uma frase, que, com efeito, seria a mesma coisa que eu tentar falar uma frase, e ser cortado e não conseguir de modo algum expor meu pensamento!!

PONHAM A MÃO NA CONSCIÊNCIA!! DEUS É TESTEMUNHA!!! Durante anos eu não podia falar sem ser cortado. E vocês alegando que são pais e "pais podem interromper o filho, mas filho não pode interromper os pais".

Pois bem!! Os senhores não mudaram nada.

Para falar com Netinha no telefone na noite de 29/02/92, também era só a senhora que falava, julgando-se mais sabida e superior à Netinha e ridicularizando-a dizendo que quem tinha que falar era a senhora. E DEPOIS DIZ QUE EU E NETINHA É QUE FAZEMOS PAPELÃO!!!

Netinha não fala mal de vocês! Netinha ouviu pacientemente os cerca de 40 minutos que a senhora passou no telefone dizendo inclusive que "se a senhora fosse Netinha, arrumaria as pouquíssimas coisas que tinha e iria embora de vez prá Bahia, antes mesmo de Ricardo chegar da Plataforma, tamanha seria a vergonha que sentiria".

Pois bem: Os senhores sentem vergonha de o seu filho ter um relacionamento espetacular com Netinha.

Seu filho, no entanto, não tem vergonha de apresentar Netinha prá ninguém. NÃO IMPORTA COMO QUE É O NOSSO CASAMENTO. Vocês alegam que nós não nos casamos nem no Civil nem no Religioso, por isso a gente não pode ir à Missa nem receber a Comunhão.

O que é certo? A mulher ser casada direitinho no Civil e Religioso com um Marido que, mais tarde se torna um pinguço, bate na mulher e nas crianças; depois se divorcia e, conhece um homem digno que passa a viver com ela uma verdadeira lua-de-mel durante todo o resto da Vida. A Igreja não aceita o segundo casamento. Só o primeiro. Mas qual é o melhor marido? O primeiro (pinguço) ou o segundo (sem casar)?

Lembre-se do Tio Tomé!! (*) Qual casamento foi melhor para ele? O primeiro (No Civil e na Igreja Católica) ou o Segundo (Numa Igreja Crente – Religião diferente). A Igreja Católica não aceita o segundo casamento do Tio Tomé (*), porque ele é separado!!! Mas ele é felicíssimo com a Tia Eudóxia (*) no 2º Casamento, não é mesmo???!!! RACIOCINEM!!!

Não esperam que eu e Netinha nos casemos!! Nós já somos casados!! No Nosso Coração e na Nossa Consciência, esse Casamento existe!!! E Deus é Testemunha!!!!!

Conhecemos Padres e até mesmo grupos religiosos diversos da Igreja Católica que nos aprovam!!!

EU NÃO TENHO VERGONHA DE APRESENTAR NETINHA COMO MINHA ESPOSA!!!

Além disso, eu sei que, mesmo que eu tivesse marcado casamento, feito convites, etc., vocês jamais aceitariam. Vocês insistem em dizer que Netinha não presta, não tem família (...).

Os senhores têm a Mente cada vez mais PODRE porque continuam julgando pelas aparências!!

Os senhores não conhecem Netinha!!

Os senhores não conhecem nem o próprio filho.

Se conhecessem, saberiam que, se seu filho é rebelde (se assim não fosse, não moraria com Netinha, não é mesmo?) e, se seu filho, conforme vocês mesmo afirmam, não respeita nem obedece pai e mãe, como é que eu então obedeceria a Netinha em "não ligar nem escrever para vocês", se vocês sabem que "ninguém manda em mim"?

Netinha, do contrário, sempre me incentivou a ligar, escrever, visitá-los ou até mesmo ir sozinho ao encontro com os senhores!!! Quem não quis fui eu. Por que? Porque vocês não aceitam Netinha, nem mesmo como pessoa, como ser humano, como Filha de Deus; o que falar então, como minha esposa ou como Nora de vocês!!

Se os senhores procurassem conhecer Netinha, saberiam que não estariam ganhando apenas uma Nora, mas sim, uma Filha!!

Mas os senhores estão recusando a própria felicidade.

A doença da qual os senhores se queixam é fruto da mente doentia, podre, preconceituosa. É fruto do ciúme doentio e egoísta. Os senhores só faltam mesmo "querer engolir o filho para ele poder voltar para o útero".

Os senhores têm a felicidade nas mãos e não querem recebê-la. Tem olhos, mas não querem enxergar. Têm ouvidos, mas não querem ouvir!!

Mudem o conceito que têm sobre Netinha!! Netinha é minha esposa, minha outra metade, minha companheira; eu sempre agradeço a Deus em minhas Orações por Netinha existir na minha Vida e pelo que nós dois sentimos um pelo outro!!!

Netinha está aberta ao diálogo, mas vocês não querem recebê-la!!! E dizem que foi o filho que abandonou os pais.

REFLITAM: quem foi que realmente abandonou quem???

Netinha é a mulher mais espetacular que já conheci na Face da Terra!! Lembre-se de que, no telefonema de 29/02/92, ela ouviu pacientemente os seus xingamentos. Qualquer mulher normal teria interrompido bruscamente o telefonema, dizendo que "tinha mais o que fazer"!!

Eu, sinceramente, no lugar dela, teria perguntado: "Por que você não fala isso pro seu filho? Se você não consegue dialogar com ele, a culpa não é dele nem minha, É SUA. Eu sou felicíssima com ele e ele não tem problema para conversar com ninguém. Só com os pais. Por que?"

Ao contrário do que os senhores imaginam, eu ESTOU ABERTO AO DIÁLOGO; mas os senhores não estão!!!

Em primeiro lugar, os senhores querem que eu vá a Santos, pois querem falar comigo, mas, sem levar Netinha!!

Podem "tirar o cavalinho da chuva"!!!

Sem Netinha eu não irei!! Netinha é minha cara metade e nós temos o direito de andar sempre juntos. O único lugar onde eu não posso levar Netinha é a Plataforma de Petróleo, por ser Área de Trabalho.

Reparem que, o que estou pedindo é bem simples. Só 2 (duas) palavras:

ACEITEM NETINHA!!!!!!!!!!

Mesmo que não concordem com o Nosso Casamento da forma como ele é. Mas pelo menos como a mulher que o seu filho conheceu e que lhe traz a Felicidade Completa.

Garanto inclusive que a saúde dos senhores num instante se tornará perfeita!!! Tudo vai mudar "da água para o vinho"!!!

Se não acreditam em mim, leiam o livro de Lauro Trevisan (de Capa Azul com Letras Vermelhas) "O Poder Infinito da Sua Mente", que os senhores têm aí no apartamento de Santos!!

Não julguem, pois:

"Não julgueis a fim de não serdes julgados; porque com o critério com que julgardes, sereis julgados, e com a medida com que medirdes sereis medidos".

São Matheus – Cap. 7 – Vers. 1 – 2 (Faz parte do "Sermão da Montanha"!).

Quanto a mim, estou aberto ao diálogo, à reconciliação!!

Só não aceitarei, de modo algum é que alguém (quem quer que seja!!!) tente nos convencer de que eu e Netinha temos que nos separar. Nem tampouco irei à casa dos senhores sem Netinha.

É mais fácil o Saddam Hussein ganhar com Justiça o "Prêmio Nobel da Paz" do que eu e Netinha aceitarmos a determinação de ir à casa de vocês "só eu e ela não".

Muito menos de passar o Ano Novo em Santos com vocês, e Netinha sozinha em Santo André, sob a alegação que a senhora deu a ela pelo telefone em 29/02/92 de que "se ela pode passar 15 dias sozinha no apartamento, um dia a mais não fará diferença!!!!"

Repito: É MAIS FÁCIL O SADDAM HUSSEIN GANHAR COM JUSTIÇA O "PRÊMIO NOBEL DA PAZ" DO QUE EU E NETINHA DEIXARMOS DE VIVER JUNTOS!!!

Netinha não está destruindo nenhuma família. Vocês é que estão TENTANDO destruir o nosso maravilhoso relacionamento. TENTANDO, pois jamais conseguirão!

Problemas de relacionamento entre eu e vocês sempre existiram e não foram jamais causados por Netinha (Aliás, nem mesmo pelas outras pessoas que os senhores odeiam tais como Eulália (*), Dimitri (*), Tia Josefina (*), as Namoradas e Paqueras que já tive no passado, e as pessoas que gostam de Netinha e que são a favor do nosso maravilhoso relacionamento!!!).

Repito mais uma vez: É MAIS FÁCIL O SADDAM HUSSEIN GANHAR O PRÊMIO NOBEL DA PAZ DO QUE EU E NETINHA DEIXARMOS DE VIVER JUNTOS!!!

Os senhores não gostam de Netinha, mas eu gosto dela e ela me retribui!!

"A Pedra que os Construtores rejeitaram, esta é que se tornou a Pedra Principal" (Evangelho de São Lucas – Cap. 20 – Versículo 17).

Por isso, se alguma esperança existe de que eu vá para Santos e os visite, sem Netinha, podem desistir. Não percam tempo. É "Procurar Peixes numa Árvore" (Provérbio Chinês).

Acabem com o preconceito.

Aceitem Netinha!!

Se Netinha for bem recebida, tudo será maravilhoso para os Senhores!

Agradeçam a Deus pela Felicidade do seu Filho ao lado de uma pessoa como Netinha que foi com a Ajuda dEle que nós nos conhecemos!!!

Peçam perdão a Deus por todo mal que tentaram causar à Netinha. Ainda tem remédio!!!

SÓ DEPENDE DOS SENHORES!

ACEITEM NETINHA!!!

E não se esqueçam de agradecer a Deus todos os dias, pois Ele já está curando todas as doenças das quais os senhores se queixam, que são fruto de uma mente doentia, mas que, nesse exato momento pode mudar e para melhor!!!

ESTÁ TUDO NAS SUAS MÃOS!!!

PEÇAM ORIENTAÇÃO A DEUS!!!

PEÇAM PARA QUE ELE OS AJUDE A COMPREENDER NETINHA. SE É QUE ISSO É TÃO DIFÍCIL PARA OS SENHORES!!!

ACEITEM NETINHA!!!!!!

E garanto que essa data será Histórica como sendo do Acontecimento mais Feliz da Vida dos senhores!!!

Se duvidam, por que então não tentam??????

É simples!!! É tranquilo!!!!!

E tudo está perdoado!!!! Tudo o que nós fizemos. Todas as nossas ofensas!!! "O Senhor é imensamente compassivo e misericordioso"!!!

"Vinde a Mim vós todos que estais oprimidos e sobrecarregados e Eu os aliviarei. Tomais sobre vós o meu Jugo e aprendei de mim que sou manso e humilde de coração, e achareis repouso para vossas almas. Porque meu Jugo é suave e leve o meu fardo".

(Evangelho de São Matheus – Cap. 11 – Vers. 28 – 30)

Acredito que esta carta deve chegar no dia 13/03/92 (**), ou seja, uma Sexta-Feira 13!!!

Dia de Sorte ou azar??

Só depende dos senhores!!

Se aceitarem Netinha, este será o dia mais sortudo da vida dos senhores!!!

Reparem que estou perdoando TUDO. TUDO MESMO. TUDO O QUE OS SENHORES PUDEREM IMAGINAR!!!

O que peço é bem modesto, porém de suma e fundamental importância:

ACEITEM NETINHA!!!

Aceitem que seu filho cresceu, tem maturidade e sabe escolher!!! ACEITEM NETINHA!!! COMPREENDAM NETINHA E SEU FILHO!!!

Antecipadamente eu agradeço pelos senhores terem lido minha carta!!!

Desejo noites espetaculares de sono com sonhos lindos e sono profundo e recuperador. Netinha também manda um grande Abraço!!!

Antecipadamente, eu agradeço!!!

Muito obrigado por aceitar Netinha!!

Como Companheira e Esposa de seu filho e como uma filha que os senhores ganharam!

E muito mais do que uma Nora!!!

Seu filho

Ricardinho

(*) Os nomes aqui citados são fictícios, pois achei por bem não divulgar os verdadeiros nomes de alguns parentes e amigos aos quais me referi nessa missiva.

(**) Apesar de a carta ter sido escrita no dia 01/03/1992, a Quinzena na Plataforma tinha o término previsto para o dia 09/03/1992. Desse modo, utilizando o Sedex, registrado, previ que seriam mais 2 ou 3 dias para a carta chegar, o que poderia, coincidentemente, acontecer na Sexta-Feira 13 que mencionei... Ah, sim!!! Eu não era "supersticioso" com relação a esse número, conforme comentei antes, com relação aos acontecimentos políticos que deram muito azar ao Brasil a partir do final de 2002...

É realmente difícil explicar o real significado dessa missiva, mas, conforme já comentei antes, tudo indica que ela fez um bom efeito, o qual pôde ser observado a partir do início de 1993, conforme já mencionei...

O relacionamento com meus pais acabou mudando para melhor, no início de 1993. Antes, porém, quero falar mais um pouquinho sobre o restante do ano de 1992 e a nossa Grande Viagem de Sonhos Arqueológicos!!!

Finalmente, Cruzando O Oceano!!!

Em 1992, com o início da "liberação dos Cruzados Novos", da época do Fernando Collor, Netinha e eu realizamos o nosso primeiro Vôo cruzando o Oceano: Egito, Israel e Grécia, com conexão de Vôo em Amsterdam, pela KLM!!!

Foram 11 dias no Egito, 7 dias em Israel e 5 dias na Grécia, além de um dia e meio, para conexão do Vôo de volta, em Amsterdam!!!

Conhecíamos, até então apenas um pouquinho da América do Sul, sendo que, nessa Viagem, estivemos pela primeira vez na África, na Ásia e na Europa, já que Egito, Israel e Grécia pertencem, respectivamente a esses três Continentes!!!

O principal dos nossos Sonhos de Viagens estava na Arqueologia e, desse modo, eis a razão pela qual Netinha e eu escolhemos esse roteiro!!! Essa Viagem de Sonhos foi no mês de Maio de 1992!!!

No Egito, conhecemos não só o Cairo, com diversos Museus e Mesquitas, mas também, bem pertinho, a menos de 15 km, As Pirâmides de Quéops, Quéfren e Miquerinos, no Vale de Guizé!!!

Netinha e eu conhecemos também a Pirâmide Escalonada de Sakhara e fizemos também um Mini-Cruzeiro pelo Rio Nilo, conhecendo Sítios Arqueológicos em Luxor (antiga Tebas), Esna, Edfu, Comombo e Asswan!!!

E, de volta ao Cairo, fizemos também um passeio a Alexandria, onde visitamos as Ruínas da famosa Biblioteca, além de um belíssimo Jardim Botânico, com a vegetação típica do Trópico de Câncer!!!

Depois, um "complicadíssimo embarque" no Avião da El Al (Israel Air Lines), cheio de "sabatinas" e perguntas, visando Segurança, fizemos o Vôo, de apenas uma hora de duração, do Cairo para Tel-A-Viv!!! E o prosseguimento desse Grande Sonho: Os Caminhos percorridos por Jesus, na Terra Santa!!!

Em Israel, foi uma semana bem aproveitada, com "aspectos de primeiro mundo" que contrastaram bastante com o "jeito bastante tupiniquim" do Egito!!! Dentre outras surpresas, pela primeira vez conheci banheiros públicos (paradas técnicas nas estradas) nos quais o acionamento das torneiras, e também nos mictórios, era feito por Foto-Célula, as quais acionavam no momento em que saíamos do lugar... Tal sistema eletrônico eu só vi pela primeira vez no Brasil uns 4 anos depois!!!

Além de Tel-A-Viv e Jerusalém, Netinha e eu também passamos por diversas Cidades com Cenários Bíblicos, tais como Belém, Nazaré, Haifa, Acre, Cesaréia e Cafarnaum!!! Fizemos também um passeio de barco no Lago de Tiberíades, também chamado Mar da Galiléia!!! Também conhecemos o famosíssimo Mar Morto, que é uma "Lagoa Salgada" que fica a 400 metros abaixo do nível do mar e, com a água saturada de sal, podemos flutuar com toda a tranquilidade, e até mesmo, posar para as típicas fotos lendo jornal sobre a água, sem molhar o papel!!!

E, saindo de Tel-A-Viv, mais uma "sabatina", com os mesmos critérios de Segurança, e o Vôo pela Olympic, de Tel-A-Viv para Athenas!!!

Além de Athenas, Netinha e eu também visitamos Delphos, e fizemos um Mini-Cruzeiro pelas Ilhas de Poros, Hydra e Aegina!!! É muita Riqueza Histórica e Arqueológica!!!

Podemos dizer que essa curta passagem pela Grécia, literalmente, "agregou valor"!!!

E, na volta dessa Viagem, Netinha e eu passamos uma noite em Amsterdam, para a conexão do Vôo da KLM, de volta ao Brasil!!! Não podíamos dizer que "ainda não conhecíamos nada da Europa"... Aproveitamos o pequeno "tempo livre" e conhecemos um pouquinho do centro de Amsterdam, e visitamos também a Floriade, que é uma exposição de Tulipas nos arredores de Amsterdam, que acontece uma vez a cada 10 anos, ou seja, nos anos que terminam com o número 2.

Essa Viagem "gerou" mais de 850 fotos, o que era, vamos dizer, uma "aberração", já que, na época, ainda eram utilizados os "filmes de rolo" (películas) e, para a revelação das fotos, fomos a um daqueles "laboratórios" que revelavam as fotos em apenas uma hora!!! Só que, nesse caso, o "laboratório" levou cerca de 3 horas e meia para revelar os 23 "rolos de filme de 36 fotos" com todas as "850 e tantas" fotos!!!

Eu até comento que as Pirâmides, Obeliscos e Colunas do Egito são tão grandes e tão pesadas, que só as fotos pesam mais de 5 kg... Daí eu mostro os 5 álbuns que contêm as fotos dessa Viagem, com forma quadrada de cerca de 30 cm x 30 cm (a largura de uma capa de LP) e cerca de 3 cm de espessura!!! Lógico que, para segurar esses 5 álbuns, o peso é um pouco mais do que 5 kg, não é mesmo?

E, "vamos em frente, que atrás vem gente"...

Em Outubro de 1993, Netinha e eu fizemos o Roteiro México Arqueológico!!!

Além da Ciudad de Mexico, o Sítio Arqueológico Asteca (Teotihuacan), com as Pirâmides do Sol e da Lua, bem pertinho da Capital!!! Visitamos também Taxco, Acapulco e, em alguns Vôos Domésticos em pequenas aeronaves (Fokker 27 – com a asa sobre o "charuto" do Avião), Netinha e eu conhecemos diversos Sítios Arqueológicos, tais como o Parque Museu La Venta, em Vila Hermosa, com suas famosas "Cabeças"!!! Visitamos também Palenque com a Tumba do Deus Kukulkán, a capa do livro

"Eram os Deuses Astronautas" (Erik Von Daninkem). Visitamos também a histórica Oaxaca e Sítios Arqueológicos em Uxmal, Kabhar e o belíssimo Sítio Arqueológico Maia em Yucatán, bem pertinho de Cancún, onde passamos dois dias, para descontração, à beira de um mar azulzinho e transparente!!!

Em Yucatán, vislumbramos o Observatório e também a famosa Pirâmide-Calendário Maia com 91 degraus em cada uma das 4 faces, que é considerada atualmente como sendo uma das Sete Maravilhas do Mundo Moderno!!!

Após os principais "Sonhos Arqueológicos" nas Viagens Internacionais, Netinha e eu começamos a sonhar com a Europa!!!

Até então, eu já havia conhecido o que pode ser considerado como as principais Arqueologias do Planeta, já que, em 1989 eu havia visitado o Império Inca no Peru; em 1992, as Pirâmides do Egito; e, em 1993, os Impérios Asteca e Maia, no México!!! O que faltava era Netinha conhecer o Império Inca no Peru, sonho esse que só foi realizado em 2004!!!

O próximo Sonho era "Conhecer um pouquinho da Europa"!!!

Digo "um pouquinho", pois o que não falta são Patrimônios Históricos e também Arqueológicos no "Velho Continente"!!!

Em Maio e Junho de 1994, Netinha e eu fizemos o "Grande Circuito Europeu", que consistiu de 39 dias de Ônibus de Turismo, nos quais percorremos mais de 10.000 km por treze países europeus: Portugal, Espanha, França, Itália, Mônaco, Vaticano, Liechenstein, Áustria, Suíça, Alemanha, Holanda, Bélgica e Inglaterra!!! Lógico que tudo isso foi um "Enorme Pot-Pourri", mas valeu a pena, pois conhecemos um pouquinho de diversos lugares importantíssimos no "Velho Continente"!!!

E, após o término dos 39 dias do Grande Circuito Europeu, Netinha e eu ainda passamos 3 dias na Ilha da Madeira e três dias no Porto, de onde voltamos para o Brasil num Avião da "saudosa" VARIG... Foi o nosso recorde de duração de uma Viagem, a qual durou 45 dias no total!!!

E, sobre essa maravilhosa e surpreendente "Viagem À Europa", eu faço questão de mostrar esse texto que escrevi no dia 26/06/1994 e que divulguei para os Colegas de Trabalho na Petrobrás e, alguns anos depois, em alguns Sites da Internet!!

Uma Viagem À Europa:

Quem foi que nunca sonhou com uma VIAGEM À EUROPA?

Eu também tenho o direito, não é mesmo?

Apesar de sempre ter desejado realizar esse sonho, sempre tive outras prioridades com relação a Viagens. Primeiro desejei conhecer o Brasil de um modo geral (com efeito, a única capital onde ainda não estive é Palmas-TO) e depois, alguns países da América do Sul (Uruguai, Paraguai, Argentina, Chile e Peru).

Depois disso, as Arqueologias; sendo assim, conheci o Império Inca do Peru, as Pirâmides e Templos do Egito e, aproveitando a mesma Viagem, conheci também Israel e Grécia e a conexão de vôo de/para o Brasil se deu na cidade de Amsterdam, ou seja, já não podia mais dizer que não conhecia a Europa: já conhecia Grécia e um pouquinho da Holanda.

Depois dessa viagem ao Oriente, resolvi conhecer o México Arqueológico, onde também vislumbrei maravilhas das construções Maias e Astecas.

E, finalmente, resolvi conhecer a Europa Maravilhosa propriamente dita: um programa no qual, cheguei a Lisboa e, em ônibus de turismo, visitei diversos países, sendo capital e interior; conheci, entre outras, Córdoba, Granada, Madrid, Barcelona, Mônaco, Nice, Paris, Roma, Veneza, Viena, Salzburgo, Insbruck, Zurique, Frankfurt, Amsterdam (a unica cidade que, na verdade estava revendo e não conhecendo), Bruxelas, Londres, além de um Vôo que fiz à Ilha da Madeira (onde visitei parentes que não conhecia até então) e ao Porto, de onde peguei o Vôo de volta para São Paulo-SP. A viagem se deu entre 01/05 e 14/06/1994.

O que mais me surpreendeu nessa viagem não foram as inovações tecnológicas ou as "Maravilhas de Primeiro Mundo" que realmente existem, mas sim, os aspectos que a Europa tem em comum com o Brasil e, desgraçadamente, aspectos nos quais a Europa fica totalmente inferiorizada em relação ao nosso país. Aspectos esses que DEVERIAM SER DIVULGADOS EM TODA A SUA PLENITUDE.

Eis alguns aspectos:

TRABALHO: É muito comum na Europa as lojas fecharem por volta de meio dia, para almoço, e só abrirem às quatro horas da tarde. E, após o mais tardar seis ou sete da noite, o comércio todo fecha e quem quiser fazer compras simplesmente "dançou". O mesmo acontece também com atrações turísticas: estive de passagem em Pisa na hora do almoço: apesar de não ter duvidado que era realmente Pisa (a torre realmente era inclinada), não pude ver por dentro a Igreja e o Batistério, pois havia fechado ao meio-dia e só abriria às 3 da tarde!!! Depois dizem que é Brasileiro que não gosta de trabalhar!!

CRIMINALIDADE: Não podem falar do Brasil, pois ela infelizmente existe na Europa e é intensa. Apenas é diferente do Brasil: embora não tenha observado a predominância no uso de armas (não observei: isto é, não garanto que realmente não haja essa evidencia), existe uma enorme quantidade de ladrões desses que se aproveitam da distração das vítimas, como são os "batedores de carteiras".

No Metrô de Lisboa, por exemplo, por pouco não fui roubado, pois tive reflexo suficiente para levar a mão ao bolso assim que senti que estavam tentando tirar os Escudos Portugueses que carregava. O ladrão não conseguiu me roubar, mas o que mais me surpreendeu é como eles agem: de paletó e gravata, com toda a gentileza, ajudam a pessoa a entrar no vagão do metrô e, assim que a possível vítima se distrai, a conseqüência é fatal. Minha esposa inclusive observou que a quase totalidade dos portugueses que entram no Metrô Lisboeta, o fazem sempre com as mãos próximas aos bolsos da calça!

Em hotéis e lugares turísticos, também não podemos vacilar: se a turista, ao tomar o café da manhã no hotel, colocar a bolsa no encosto da cadeira, pode ter certeza que a mesma irá desaparecer misteriosamente (isso aconteceu com diversas pessoas do nosso grupo turístico); os hotéis não fazem um controle de pessoas estranhas que possam entrar e também não se responsabilizam por nada, apesar de cobrarem pelo menos Cem Dolares a diária!!

Outra coisa hiper comum na Europa, é entrar a arrumadeira no quarto e, num gesto de surpresa, pedir desculpas "pensando que o quarto estivesse vazio". Tal coisa aconteceu comigo e com diversos outros turistas do grupo e, não acredito que tais enganos dos respectivos funcionários não sejam realmente intencionais... Tudo indica que são tentativas para se roubar o que o turista deixe visível no quarto. É recomendável, caso não tenha "pega-ladrão" na porta do quarto, colocar a mala (que costuma ser bem pesada neste tipo de viagem) atrás da porta, principalmente quando for dormir, para pelo menos dificultar a abertura da mesma. Dólares, Passaportes, Bilhetes Aéreos, Travellers Cheques e demais documentos importantes, devem ser bem escondidos na mala bem trancada ou então nos cofres dos hotéis (mesmo que a utilização dos mesmos seja cobrada, o que é também bastante comum fora do Brasil). O mesmo cuidado com bolsas e materiais a tira-colo também devem ser tomados nos diversos restaurantes, qualquer que seja a categoria dos mesmos.

Conforme o que já mencionei acima, no que diz respeito ao café da manhã no hotel, não pendurar a bolsa no encosto da cadeira, em hipótese alguma!!!

Em Museus, é também muito comum (isso eu observei no Louvre) pessoas "disfarçadas de turistas" (muitas vezes são até casais com máquinas fotográficas e todo o aparato) se aproximarem de um grupo para supostamente prestar atenção nas explicações do Guia Turístico e, aproveitarem a distração para roubar bolsas, máquinas fotográficas, Dólares, enfim qualquer coisa que o turista possua, sem no entanto que a vítima se aperceba, pelo menos de imediato.

Em Roma é muito comum o turista ser roubado por um grupo de "ciganinhos" que, sendo crianças, chegam em grupo de 4 ou 5 e vão tocando em varias partes do corpo das vítimas que muitas vezes não chegam a perceber que foram roubadas. Cheguei a ver tais grupos agindo. Roma é realmente um dos piores lugares em termos de criminalidade; é também o lugar onde ouvi com mais freqüência as estridentes sirenes dos carros de Polícia!

Os Guias Turisticos locais, em geral, tentam "justificar" tais problemas sociais como conseqüência da migração de refugiados do Leste Europeu e também da África. Eu particularmente não acredito que a culpa seja tão somente de tais imigrantes...

O único lugar da Europa no qual ainda pude sentir que existe uma relativa tranquilidade foi a Ilha da Madeira.

TRANSPORTE COLETIVO: Os ônibus são ligeiramente melhores do que os do Brasil, no entanto, o preço da passagem custa em média um Dollar e muitas vezes também viajam lotados, o que inclusive favorece os batedores de carteira.

Também merece ser mencionado que os Metrôs da Europa são quase todos velhos, parecendo Trens Subúrbios da Central, embora com a vantagem do traçado dos mesmos ser bastante abrangente. E, em geral, custam ligeiramente mais barato do que os ônibus urbanos. Mas quem já conhece os Metrôs do Rio e São Paulo, certamente ficará bastante decepcionado com os da Europa!

Um aspecto positivo no transporte coletivo é que nas Capitais Europeias ainda existem os bondes elétricos urbanos e, por incrível que pareça, não atrapalham o trânsito. Às vezes até existem congestionamentos, mas posso garantir que a culpa não é dos bondes. É paradoxal, mas é verdade!

Excelente, por outro lado, o transporte coletivo Londrino que, entre outras vantagens, no famoso ônibus de dois andares, REALMENTE É PROIBIDO FUMAR e a multa pode chegar a mil Libras Esterlinas, ou seja, algo em torno de 1600 Dollares!! (Esse foi talvez o único momento no qual eu senti vergonha de ser Brasileiro. Nos demais momentos da viagem eu senti orgulho).

TRÂNSITO: Em geral, organizado, principalmente o de Londres, no qual o motorista pára o carro, quando o pedestre se aproxima da faixa para fazer a travessia. No entanto existem outras cidades européias que têm o trânsito relativamente confuso como Paris, Lisboa, Roma e, o caso que mais me causou espanto, o transito hiper-caótico de Nápolis: consegue ser mais confuso do que o trânsito do Cairo e de Alexandria (que conheci há dois anos atrás).

As Auto-Estradas, por outro lado, são ótimas, bem sinalizadas, melhores que rodovias brasileiras do tipo Imigrantes, Anchieta, Anhangüera, Bandeirantes, D. Pedro ou Castelo Branco, mas que também "capricham na cobrança do pedágio", não sem razão: pelo menos dão o devido retorno ao usuário.

Além disso, quem não quiser pagar pedágio, tem alternativa: basta não viajar pela Auto-Estrada, e sim por rodovias secundárias que, são mais estreitas, mais perigosas, porém são gratuitas.

CULTURA: Não há dúvida de que, nesse aspecto, é bastante superior ao Brasil; em Vienna, por exemplo, observei que 7 Teatros apresentavam 7 diferentes Óperas no mesmo dia e o que mais me impressionou era que no dia seguinte em todos eles, já era outra Ópera que era apresentada.

Na Europa, no entanto, é bem caro o ingresso para um Espetáculo Sinfônico e, além disso, muito difícil, de assistir, se o ingresso não for comprado com alguns meses de antecedência. E existe também uma opção para se comprar o ingresso, no caso de lotação esgotada: o famigerado "cambio negro"!

No Brasil, existem pouquíssimas opções em termos de Óperas e Concertos Sinfônicos, no entanto, é barato e muitas vezes podemos assistir aos mesmos gratuitamente!!

PAISAGENS: Sem dúvida, são belíssimas e muitas vezes sui-generis (Veneza que o diga!!!). Encantei-me principalmente com a região do Tirol próxima a Insbruck, na Áustria, com montanhas cobertas de neve, verdes campos, belíssimas casas de madeira e as famosas vaquinhas cor-de-doce-de-leite com seus chocalhos pendurados. Por incrível que pareça, gostei mais dessa paisagem, do que as que vi na Suiça!!!

Paisagem essa que também me fez lembrar as maravilhosas cidades brasileiras de Campos do Jordão-SP e Gramado-RS!!! O Brasil, sem dúvida, tem capacidade de ser tão bom ou até melhor do que a Europa!!!

Realmente, eu tenho muito mais coisa a dizer, porém tive que resumir ao máximo, senão precisaria não de um "espaço no jornal", mas sim de um pequeno livro, para tal experiência poder ser contada na íntegra. Não me arrependo da Viagem e, além disso, pretendo sempre repetir Viagens similares.

O que mais me impressionou foi saber que, apesar de problemas diversos que vivemos no nosso Brasil, ele ainda é um dos melhores ou talvez o MELHOR LUGAR DO MUNDO para se viver!!!

Foi impressionante ficar sabendo como os problemas europeus são similares aos brasileiros em maior ou menor escala.

Se cada um de nós fizer a sua parte, o Brasil ainda vai sobressair para o mundo! Temos bastante potencial!!!

José Ricardo Gonçalves

Lógico que o texto acima, o qual escrevi há 24 anos atrás, precisa ser "atualizado", já que algumas cidades que revisitamos, alguns anos depois, melhoraram substancialmente em aspectos urbanísticos e também de Segurança, além de que, no Brasil, muita coisa, infelizmente, piorou, inclusive em termos de Metrôs e, principalmente, na criminalidade, que considero, nesse momento, o motivo que mais me faz "sentir vergonha de ser Brasileiro"...

Cito também os preços comparativos em Dollar, pois o Euro ainda não era a Moeda Corrente dos principais Países Europeus, como passou a ser depois do ano 2000.

E, quanto à proibição do fumo no ônibus de dois andares londrino, a mesma me causou admiração em 1994, porém, nos dias de hoje, seria corriqueira e não teria me chamado a atenção, já que, nos dias de hoje é proibido o fumo em qualquer lugar fechado, no Brasil, enquanto que, em 1994, apenas alguns restaurantes no Estado de São Paulo é que tinham, por obrigação, a área de fumantes e a área de não-fumantes, além de que, nos aviões ainda existiam as alas de fumantes e não fumantes, o que não existe mais em nenhuma empresa aérea do Planeta!!!

No ano seguinte, Netinha e eu conhecemos uma "Outra Europa" que é realmente "Primeiro Mundo", mesmo quando comparada com a "Europa Propriamente Dita", a qual já havíamos conhecido "em forma de pot-pourri", conforme relatei logo acima!!!

Foi em 1995, que Netinha e eu viajamos pela Escandinávia e Rússia: Foram 5 países que visitamos dessa vez: Dinamarca, Noruega, Suécia, Finlândia, e também a Rússia, onde Netinha e eu estivemos em São

Petersburgo e Moscow!!! Uma Rússia bastante "confusa" e muito "estranha", pois eram apenas quatro anos após a Perestroika, e muita coisa estava se ajeitando por lá!!!

Conforme comentei, a "Europa Propriamente Dita" é "tupiniquim", se comparada com a Escandinávia!!! Por outro lado, o "pedacinho" da Rússia que conhecemos nesse ano de 1995, era, vamos dizer... "quarto mundo", se é que podemos chamar o Brasil e a América Latina de "terceiro mundo"...

Foi também por essa época, na qual o Plano Real havia sido criado e, finalmente, a inflação no Brasil estava controlada, mas que, "ironicamente", havia uma enorme insatisfação com a Política, que eu resolvi "criar humoristicamente um partido político"...

Escrevi esse texto abaixo no início de 1994, antes da Viagem À Europa!!! Observe que, ao que tudo indica, o texto, modéstia à parte, até que continua bastante atualizado, não é mesmo?

Partido Da União Nacional:

Fundado em 17/03/1994.

Com tantos partidos, tantas ideias diferentes por aí, além da tão baixa confiabilidade na quase totalidade dos mesmos, resolvi criar um novo partido: o PARTIDO DA UNIÃO NACIONAL: O PUN.

O PUN estará sempre presente no Plenário e isto não deixará dúvidas: todos sentirão a presença do PUN.

O PUN é um partido sério e não fará barulho; trabalhará sempre com honestidade e não gastará os Recursos da Nação com publicidade: o PUN irá trabalhar sempre em silêncio. Quanto mais silencioso for o PUN, maior será o efeito da sua realização: e com muito mais intensidade ele será sentido! Tanto é que o PUN será fundado em Belo Horizonte: como Bom Mineiro, o PUN vai trabalhar sempre em silêncio!

O PUN jamais estará ausente do Plenário; do contrário, sua presença será tão inquietante que muitos não agüentarão permanecer por lá enquanto permanecer o efeito do PUN.

Os representantes dos outros partidos não suportarão a presença do PUN. O PUN estará sempre bastante concentrado no plenário.

As Reuniões de Diretoria do PUN serão sempre às portas fechadas. O PUN jamais se dispersará! A oposição jamais irá suportar o PUN.

O PUN também estará sempre presente na Câmara dos Deputados. Imagine o PUN enchendo totalmente a Câmara!

O PUN estará sempre fazendo pressão!

E, se for preciso brigar, o PUN promete esquentar bastante!

Pode ser até que, por causa do PUN, não haja quórum, mas se a Câmara estiver totalmente vazia, com certeza será um sinal da presença do PUN. Quanto mais vazia estiver a câmara, é porque mais cheia estava com o PUN.

Uma coisa é certa: Neste ano só vai dar PUN.

Será impossivel não dar PUN: os opositores terão que fazer um esforço tremendo para segurar o PUN.

O PUN vai sair disparado! Todos os demais Partidos ficarão bem atrás do PUN. Quando, no momento da apuração, você perceber que deu PUN, saberá então que não terá feito nenhuma sujeira com o seu voto! Por isso, desde já, aqui vai o Slogan:

Vote no PUN, senão a coisa vai feder!

Texto Escrito por Ricardinho.

O período de 1991 até o início de 1995 foi realmente um dos melhores que Netinha e eu vivemos, em todos os aspectos!!!

Já ia me esquecendo de narrar, mas, até o início de 1993, a situação continuava cada vez mais "insustentável", com relação ao relacionamento com meus pais!!!

Até ameaças de morte, por telefone, minha mãe havia feito à Netinha, conforme citei logo acima!!!

Por outro lado, em alguns telefonemas, meu pai reclamava bastante que eu não ia mais visitá-los em Santos-SP... Eu mantinha sempre o "pulso firme" e dizia que eu ia, mas a Netinha ia comigo!!!

Aí, "não tinha acordo"... Minha mãe inclusive falava "categoricamente" que Netinha não passaria jamais por aquela porta, enquanto ela fosse viva...

Meus tios e primos, de um modo geral (salvo as exceções que já mencionei logo acima), criticavam o meu comportamento, dizendo que "filho nenhum faz isso com os pais", enquanto eu rebatia e dizia que "pai nenhum faz isso com o filho"!!!

Mas... a grande verdade era que, aos pouquinhos, Netinha e eu acabávamos, nos encontrando com alguns parentes e, desse modo, cada vez que meus tios e primos iam conhecendo pessoalmente a Netinha, a opinião deles mudava visivelmente para melhor!!!

Meus pais foram ficando cada vez mais "isolados" da família, pois, de início, quando alguém conhecia e gostava de Netinha, esse alguém era "mais um inimigo" com quem minha mãe não queria mais falar...

Por outro lado, como dizem que "Nada acontece por acaso", sei que meus Pais jamais suportariam a idéia de saber que o filho deles iria viajar a Israel, pois, aquela Região foi sempre um "barril de pólvora", conforme os noticiários internacionais mencionavam sempre!!!

Desse modo, a Viagem de 1992 pelo Egito, Israel e Grécia, não causou nenhuma preocupação aos meus pais, pois eles simplesmente não souberam dessa Viagem, já que a gente não fazia contato... Sobre essa Viagem, meus pais só vieram a saber da mesma quase um ano depois, conforme citarei logo adiante.

Era o período em que eu mencionava que "Quem quiser gostar de mim, que goste também da Netinha. Quem não gosta de Netinha, também não gosta de mim"!!!

Aliás, mantenho até hoje essa afirmação!!!

É Melhor Ganhar Uma Nora Do Que Perder Um Filho

De qualquer forma, no início de 1993, meus Pais chegaram mais uma vez a me convidar para ir almoçar com eles e, ato contínuo, eu mencionei que só iria se fosse com a Netinha...

O que foi intrigante, dessa vez, foi que meu pai falou que eu podia levar a Netinha para esse almoço...

"Como assim???!!! Isso, prá mim, é "beijo de Judas"!!!"

"Esmola grande o Santo desconfia", não é mesmo?

Como que meus pais poderiam "milagrosamente" querer mudar de idéia, se eles eram cada vez mais "radicais" com relação à Netinha???!!!

Netinha, por outro lado, era bem mais otimista, enquanto que eu era mais "realista"!!! Eu achava que havia alguma "armação" nisso tudo...

Não sei qual foi o "milagre" que aconteceu, mas, de início, não fomos. O convite foi repetido durante alguns dias e, pouco mais de um mês depois, Netinha e eu resolvemos ir num "bate e volta" para Santos-SP e almoçamos na casa de meus pais!!!

Era um Sábado de Aleluia e, desse modo, comentei com Netinha que, "... vai ser dia de malhar o Judas..."

De início, "reticente", minha mãe ficava meio que "reservada" e não comentando quase nada. Meu pai era o que mais "puxava a conversa"...

Almoçamos e, poucas horas depois, subimos a serra de volta a Santo André-SP!!!

O fato é que, a partir dessa data, a coisa foi "melhorando" e passamos a nos encontrar mais algumas vezes...

A "explicação" que deduzo, nos dias atuais, é que, com o número cada vez maior de tios e primos que iam conhecendo pessoalmente e gostando de Netinha, meus pais se viam cada vez mais "isolados" e, pelo que soube através de algumas "fofoquinhas", parece que eles eram cada vez mais "cobrados" pelos meus parentes, já que, "a essa altura do campeonato", vários parentes iam percebendo cada vez mais que não era eu que era o "rebelde"...

Eu, que já havia dado o caso como perdido, até hoje eu me admiro como que a "solução" foi acontecendo gradativamente!!!

Melhor assim!!!

Netinha agora "vibrava", pois "já tinha uma Sogra"...

Realmente, ao que tudo indica, parece que, antes tarde do que nunca, meus pais perceberam aos pouquinhos, que "É muito melhor ganhar uma nora do que perder um filho"...

Mesmo porque, se eles achavam que estavam "perdendo o filho", isso acontecia porque eles mesmos queriam!!!

Acredito também que a carta que reproduzi algumas páginas atrás pode ter tido uma importante influência nisso tudo!!!

Desse modo, mais de um ano depois foi que meus Pais souberam de diversas Viagens, vendo as fotos nos álbuns, e, não precisavam "ter medo" de Israel, pois já tínhamos retornado há mais de um ano!!!

Por outro lado, as Viagens ao México e também à Europa e à Escandinávia, meus Pais já sabiam, na mesma época em que as mesmas estavam acontecendo!!!

CAPÍTULO

10

Um Período Difícil...

Parece, no entanto, que "tudo na vida tem um preço"...

Voltando a citar "A Noite Mais Linda do Mundo" (Donizette – Versão de George Naiman), a velha frase: *"Felicidade não existe / O que existe na vida são momentos felizes..."*

Tanta coisa boa... Mas... Parece que um certo preço tinha que ser pago...

Até o início do segundo semestre de 1995, com 9 anos de Petrobras, com 8 anos de Bacia de Campos, e 5 anos de Casamento, tudo, até então, melhorava a cada ano!!!

O segundo semestre de 1995, no entanto, foi, para mim o início de um período "conturbado" que se estendeu até quase o final do primeiro semestre de 1998...

O Regime de Embarque nas Plataformas de Petróleo é maravilhoso, embora nem todos consigam se adaptar ao mesmo...

No entanto, esse aspecto do Regime de Trabalho é uma certa "doença" na Empresa, pois, se quem trabalha Embarcado, passa Sábados, Domingos e Feriados (incluindo Natal, Ano Novo, Carnaval, Semana Santa, etc.) trabalhando, como se fossem Segundas-Feiras, por outro lado, aproveita os Períodos de Folga, nos quais se pode resolver diversos "problemas burrocráticos", a qualquer hora do dia...

O "grande problema" é que, para o Regime de Embarque, existem os "Adicionais" (Periculosidade, Trabalho Noturno, Sobreaviso, etc.) e isso torna o Salário bastante atrativo!!! O Salário Líqüido chega a ser mais do que o dobro do Salário Líqüido de quem trabalha em terra na mesma função.

De um modo geral, em qualquer Empresa, quando um Profissional passa a exercer um Cargo de Coordenação, ou mesmo Chefia, ou Gerência, é porque é alguém Competente e merece Promoção, além de um bom aumento no Ordenado...

Só que, no caso, das Plataformas de Petróleo no Brasil, a promoção acabava sendo um "castigo", já que, de um modo geral, Trabalhos de Coordenação, e demais Trabalhos com mais responsabilidades, acabam sendo em regime administrativo e, em muitos casos, em cidades que não têm o menor atrativo para quem seja acostumado com as opções de uma Cidade Grande.

Imagine então, o Profissional ter que trabalhar a semana toda, folgar somente no Sábado e no Domingo, ter muito mais carga de trabalho, muito mais responsabilidade, atender telefone fora do Expediente, e, por tudo isso, ainda ter que ganhar menos!!!

Isso acontece porque, no caso de se trabalhar em Escritório e Regime Administrativo, os Adicionais deixam de existir.

Como resultado, o que não faltava na época eram Engenheiros e demais Profissionais de Nível Universitário que acabavam ganhando menos Salário Líqüido do que muitos Profissionais de Nível Médio nas Plataformas de Petróleo!!! Sem dúvida, uma disparidade, a qual a Empresa até fez alguns esforços para minimizar, mas que, até hoje, continua sendo um "paradoxo"...

Nesse período, que se estendeu até quase o final do primeiro semestre de 1998, eu tive que encarar um Regime Administrativo na cidade de Macaé-RJ, a qual não tinha o "mínimo minimorum" de opções para se "viver", principalmente para quem é acostumado com Concertos, Orquestras Sinfônicas e Óperas, em praticamente todos os meses!!!

Uma das coisas mais terríveis que podia acontecer era o Profissional ser "desembarcado" contra a vontade... "Passar do Regime de Embarque para o Regime Administrativo", na Petrobras, recebe o nome de "desembarcar"...

Ocorria também uma mudança de Diretoria e outros métodos de gestão passavam a ser usados...

Os diversos Setores da Petrobras sempre mudaram de nome constantemente, consequência do próprio Crescimento da Empresa. No entanto, em 1995, ocorreu uma reestruturação bastante "radical" e a mudança dos nomes foi algo surpreendente...

Apenas para citar um exemplo, o setor no qual eu trabalhava com a Completação e as Intervenções de Poços de Petróleo em Sondas Fixas Marítimas, tinha o nome de SEOMAR e a Divisão à qual pertencia era a DIRCRES (Divisão Regional de Completação, Restauração e Estimulação). O mesmo setor passou a se chamar GEOP-V e pertencia à GENPO, significando, respectivamente Grupo Executivo de Operação em Poço, (com o número 5 em Algarismos Romanos (V)) e Gerência de Engenharia de Poço!!!

Eu sempre mencionava, inclusive, que o Trabalho de Completação requer sempre uma "completa ação"...

E, nesse época, eu experimentei um período de muita "frustração"... Uma experiência muito difícil e muita tensão...

Existia a promessa de que o Profissional, na verdade, faria um "revezamento", ou seja, um período de 2 anos, voltando depois ao Embarque, de modo que todos os Profissionais sempre passassem por esse "rodízio"...

Mas eram tantas "informações desencontradas" e tanta "boataria", que era difícil "confiar"...

No meu caso, eu voltei ao Embarque nas Plataformas da Bacia de Campos em 1998, mas alguns colegas acabaram tendo que passar mais do que os dois anos estipulados nesse tão indesejável regime de trabalho...

Senti-me "obrigado" mencionar o nome dos setores, antes e depois dessa reestruturação, para que sejam melhor compreendidos os dois próximos poemas, os quais escrevi "com lágrimas nos olhos"...

NÍVEL DO MAR – Poema Nº 71

O nível do mar vai subir
Com as lágrimas que estou a derramar;
Cidades costeiras como Santos,
Itajaí ou Macaé, vão todas se inundar.
O nível do mar vai subir
Com o pranto que estou a chorar;
Os dados de Lâmina D'Água de Sondas Fixas
Serão necessários redimensionar.
O nível do mar vai subir
Na Bacia de Campos e em todo o mar,
Os sete mares e os cinco oceanos
Até o Everest vão inundar.

O nível do mar vai subir
E minhas lágrimas vão afogar
A todos os Engenheiros
Aos quais a Petrobras quer desembarcar...

José Ricardo Gonçalves
20/10/1995

Obs.: Lâmina D'Água é a distância da superfície da água até o fundo do mar. A mesma costuma se situar entre 100 e 150 metros, no caso de Plataformas Fixas, mas pode chegar até aproximadamente 2.200 metros, no caso de Plataformas Flutuantes, Sondas Semi-Submersíveis (SS's) e Navios-Sonda (NS's).

A Petrobras possui Prêmios de Tecnologia Offshore, que foram dignamente conquistados pela Perfuração de diversos Poços de Petróleo situados em Águas Profundas e Águas Ultra Profundas, como é o caso dos Poços do Pré-Sal na Bacia de Santos!!!

Várias vezes a Petrobras bateu Recordes Mundiais de Lâmina D'Água em Poços de Petróleo com Novas Tecnologias, principalmente na Bacia de Santos!!!

Lógico que, com essa reestruturação, eu senti saudade de muita coisa que estava se transformando, conforme menciono no poema abaixo, que escrevi na Plataforma de Carapeba 1 (PCP-1):

SAUDADE DO SEU MAR (SEOMAR) – Poema Nº 72

Que saudade do seu mar!
Que saudade do SEOMAR!
Do seu mar que tanto me completou
Do SEOMAR onde tanto Poço eu COMPLETEI!

Que saudade do seu mar!
Que saudade do SEOMAR!
Do seu mar onde tantas vezes sobrevoei,
Do SEOMAR onde tantas vezes EMBARQUEI!

Que saudade do seu mar!
Que saudade do SEOMAR!
Do seu mar onde tanto naveguei,
Do SEOMAR onde tanto TRANSBORDEI!

Que saudade do seu mar!
Que saudade do SEOMAR!
Do seu mar que tantos acham tão salgado,
Do SEOMAR onde SOLUÇÕES SALINAS PREPAREI!

Que saudade do seu mar!
Que saudade do SEOMAR!
Do seu mar que tantos poemas me inspirou,
Do SEOMAR para onde BDCA' s enviei!

Que saudade do seu mar!
Que saudade do SEOMAR!
Do seu mar onde lindos peixes contemplei,
Do SEOMAR onde tantas vezes PESQUEI!

Que saudade do seu mar!
Que saudade do SEOMAR!
Do seu mar onde na areia brinquei,
Do SEOMAR onde TEOR DE AREIA CALCULEI!

Que saudade do seu mar!
Que saudade do SEOMAR!
Que mudou de nome já faz tempo.
É GEOP-V e pertence à GENPO!

José Ricardo Gonçalves
30/10/1995
A bordo de PCP-1

Obs.: BDCA é o Boletim Diário de Completação e Avaliação.

"PESCARIA" (em Inglês: Fishing Job) é toda uma gama de operações visando a recuperação de tubulações e equipamentos que tenham ficado dentro do Poço de Petróleo, após alguma ruptura de algum Tubo de Perfuração (Drill-Pipe) ou algum equipamento (Broca, por exemplo). Tal operação visa não necessariamente a recuperação do equipamento, mas, sim, possibilitar o prosseguimento da Perfuração do respectivo Poço de Petróleo, evitando assim a perda do mesmo.

TRANSBORDO: Durante o Período de Embarque, chama-se "Transbordo" a mudança de uma Plataforma para outra, dentro da mesma Quinzena. Os Transbordos podem ser feitos via aérea (Helicóptero), mas, em diversas situações específicas, também já realizei transbordos via marítima (Rebocador)!!!

SOLUÇÕES SALINAS: São os Fluidos de Completação, preparados pelo Químico de Petróleo, que, além de segurar controladamente, por hidrostática, a Pressão do Poço de Petróleo, também contém substâncias anti-corrosivas e bactericidas, para que a metalurgia das tubulações e revestimentos se conservem ao longo da vida do Poço de Petróleo.

E, durante esse período, "apesar dos pesares", Netinha e eu fizemos algumas Viagens Internacionais, nas Férias de 1996 e 1997.

Em Setembro de 1996, Netinha e eu revimos Portugal, onde passamos 29 dias no mesmo país, tendo sido 12 dias no Continente e 17 dias na Ilha da Madeira. Essa Viagem foi muito interessante, pois, além de termos conhecido novos lugares no Continente (Coimbra, Braga, Vianna do Castelo, Alcobaça, Óbidos, Figueira da Foz, Évora, Castelo de Vide, etc.), também pudemos rever a Ilha da Madeira.

E, nessa Viagem, meus Pais também foram conosco. A primeira Viagem de Avião de ambos, sendo que meu Pai foi conhecer, e minha Mãe foi rever a Ilha da Madeira, após 46 anos, já que ela tinha se mudado para o Brasil em 1950, com 18 anos de idade...

Conforme mencionei no início deste livro, meu Pai nasceu em Santos-SP no Morro do Mont-Serrat.

Tal Viagem, de nós quatro juntos, era considerada "impossível" antes de 1993, conforme já mencionei algumas páginas atrás, no tempo em que não conseguia falar com meus pais.

Em Agosto de 1997, Netinha e eu fizemos uma Viagem à África do Sul, com paisagens surpreendentes, além do Tradicional Safari Fotográfico no Krüger Park e Cidades interessantes como Pretória, Johannesburgo, Durban e Cidade do Cabo. Visitamos também uma Fazenda de Criação de Avestruzes, em Oudtshorn, onde pudemos conhecer um pouquinho sobre essas aves, além de experimentar a Carne de Avestruz, que é vermelha, "encorpada" e bem parecida com a Carne de Boi!!! Uma delícia!!!

E, no mesmo mês de Agosto de 1997, passamos uma semana no Uruguay que, embora eu já conhecesse, era um país que Netinha visitava pela primeira vez. O roteiro foi basicamente por Montevideo e Punta D'El Este.

Desnecessário dizer que o orçamento foi bem mais "apertado" para essas Viagens do que nas Viagens anteriores a 1995, devido à redução drástica no Salário por causa do Regime Administrativo...

Lembrando também que a "frustração" que eu sentia era ainda mais desesperadora, pois eu sempre gostei do Trabalho em Turno, sem rotina, "com a mão na massa", além de nunca ter gostado de "burrocracias" e, muito menos, de regime administrativo... Desse modo, mesmo que a Plataforma de Petróleo pagasse menos da metade do salário líquido, mesmo assim, eu continuaria preferindo o Trabalho em Alto Mar!!!

Ainda restava o final de 1997 e o início de 1998... E a estranha (e paradoxal) sensação de que "quanto menos tempo falta parece que mais tempo falta... Não chega nunca..."

Conforme comentei logo acima, esse período foi bastante "sofrido"... Mas foi mais "sofrido" ainda nesse final de 1997 até meados de Maio de 1998, quando finalmente concluí os dois anos (aliás, foram dois anos e dois meses!!!) desse tão incômodo regime administrativo...

CAPÍTULO

11

De Volta Ao "Paraíso"!!!

E, conforme já citei, no final de Maio de 1998 foi finalmente "cumprida a promessa" e eu voltei a trabalhar Embarcado, nas Plataformas Fixas da Bacia de Campos!!!

Várias reestruturações voltaram a acontecer, mas, a meu ver, nenhuma delas foi tão "terrível" como essa de 1995...

Poderia "escrever outro livro" só para citar detalhes do quanto eu me senti mal durante esse período entre o segundo semestre de 1995 e o primeiro semestre de 1998... Conforme já mencionei, "nem Freud explicaria"...

O retorno à Atividade Offshore foi um dos momentos mais marcantes da minha Carreira Profissional!!!

Só nesse primeiro semestre de 1998 foi que pude acreditar que não estava no "inferno", mas sim, no Purgatório, já que, finalmente, "antes tarde do que nunca", estava retornando ao "Paraíso"!!!

Ocorreram, é verdade, outros períodos nos quais tive que voltar a trabalhar em terra, e ficar nos regimes administrativos, na cidade de Macaé-RJ... Tive que voltar a passar um novo período, dessa vez, por um ano, em 2005. Citarei com detalhes mais adiante...

Ah, sim:

Detalhar como eram as Viagens de Ônibus de Santo André-SP até Macaé-RJ, com inevitáveis baldeações, é também uma "tarefa árdua"... Entre Santo André-SP e Rio de Janeiro-RJ são aproximadamente 6 horas de Viagem, além de pelo menos 3 horas de Viagem entre o Rio de Janeiro-

RJ e Macaé-RJ!!! E, passando sempre pela Ponte Rio-Niterói, com a qual eu havia ficado "encantado", quando a conheci pela primeira vez em 1982, na minha Primeira Viagem ao Rio de Janeiro-RJ, conforme comentei há algumas páginas atrás...

Após a conclusão de uma Quinzena de Trabalho nas Plataformas de Petróleo da Bacia de Campos, eu costumava chegar ao Rio de Janeiro-RJ (Terminal Rodoviário Novo Rio) por volta das 20:30 – 21:00, para pegar o ônibus Rio-ABC às 23:00. Embora existam diversas opções de horário para a Capital Paulista (Terminal Rodoviário Tietê) eu dava preferência ao ônibus Rio-ABC, que não passava no Terminal Tietê, e servia às três Cidades Principais da Região do ABC (São Caetano do Sul-SP, Santo André-SP e São Bernardo do Campo-SP, nessa ordem).

Auto-Viação 1001 é o ônibus que faz a linha Rio-Macaé. E a Viação Itapemirim é o ônibus que faz a linha Rio-ABC no horário das 23:00.

Lógico que, para uma espera de mais de duas horas numa Rodoviária, era "necessário" jantar e tomar um Chopp Gelado, não é mesmo?

REGRESSO DA JORNADA – Poema Nº 73

Na Rodoviária Novo-Rio,
Proveniente de Macaé,
Tomando um chopp no "Via-Rio",
Viajo hoje prá Santo André.

Macaé-Rio, pela 1001,
Rio-ABC: Itapemirim.
Nos dois ônibus, algo em comum,
Uma vontade que não tem fim:

Chegar em casa, rever Netinha,
A minha Esposa a me esperar,
E, no chuveiro, água quentinha,
Tomar meu banho e relaxar...

Um bom descanso, sei que eu mereço
Depois de tão longe trabalhar,
Para tudo sei que eu pago um preço,
E o prêmio vai ter que compensar.

Neste emprego eu quero me manter.
A Plataforma é o meu lugar.
Quero trabalhar para viver
E jamais viver prá trabalhar.

José Ricardo Gonçalves
14/05/1999
Às 21:32 no Restaurante Via-Rio
(Rodoviária Novo Rio – Rio de Janeiro-RJ)

Novo Milênio

De volta aos Embarques, Netinha e eu retomamos nossas Viagens, no entanto, em termos de Brasil, priorizamos rever a Bahia, já que minha Esposa tem Amigos em Salvador-BA e Irmãos e vários Familiares em Feira de Santana-BA, Itiúba-BA e Cansanção-BA...

A Passagem do Ano de 1999 para 2000, no entanto, foi "Projetada em Detalhes" e, desse modo, Netinha e eu realizamos o Sonho de ver a Queima de Fogos de Fim de Ano na Ilha da Madeira!!!

Digo "Projetada em Detalhes", pois, dado o "caráter especial" dessa data – um Novo Século e também um Novo Milênio – para diversos lugares do mundo era necessária muita antecedência para que se pudesse garantir os Vôos e as Hospedagens!!!

Quanto a pedir as Férias para segunda quinzena de Dezembro e primeira quinzena de Janeiro, isso não foi problema, já que, durante toda a minha Carreira Profissional, eu sempre fiz questão de tirar minhas Férias na "Baixa Estação", deixando Dezembro, Janeiro, Fevereiro e Julho para quem tivesse Esposa Professora e/ou Filhos em Idade Escolar!!!

Aliás, prá não dizer que "nunca tirei Férias em alta estação", além dessas Férias, que tiveram início em Dezembro de 1999, também tirei Férias em Julho de 2007, pois, para a nossa Viagem ao Japão, que, de início, teria sido em Maio, não houve "quórum", e o Pacote Turístico foi cancelado, tendo restado somente a data de saída em Julho... Mas não houve maiores problemas, já que Netinha e eu soubemos disso com 2 meses de antecedência, além de que, foi fácil negociar, já que, com exceção dessas duas vezes, eu nunca pedi Marcação de Férias para os meses de "alta estação"...

E, desse modo, Netinha e eu fomos pela terceira vez para Portugal, em Dezembro de 1999, ocasião na qual passamos 3 dias em Lisboa e 25 dias na Ilha da Madeira, onde, "a pedidos", não ficamos em hotel, mas sim em casa de parentes, como eles sempre faziam questão...

Netinha e eu vimos o Magnífico Espetáculo da Queima de Fogos na Ilha da Madeira, na Passagem do Ano de 1999 para 2000!!!

A Tradicional Queima de Fogos na Ilha da Madeira era bastante comentada pela minha Mãe, desde os meus tempos de criança, sendo que, nas décadas de 1960 e 1970, tal evento era praticamente inimaginável, já que não aconteciam ainda esses espetáculos pirotécnicos no Brasil!!!

Por outro lado, quando Netinha e eu vimos a Queima de Fogos na Ilha da Madeira, na Passagem de 1999 para 2000, o Brasil já realizava as famosas Queimas de Fogos, tanto em Copacabana-RJ, como também na Cidade de Santos-SP!!!

E o Novo Século, juntamente com o Novo Milênio, tinha prosseguimento...

Nos anos que antecediam o final do Século XX, vivíamos sendo "bombardeados" por "previsões" e "profecias" que "sustentavam de todos os modos" que o Mundo não passaria do Ano 2000...

Prá dizer a verdade, já conheci umas 6 ou 7 datas para as quais se previa o "fim do mundo"... 1980 (seita dos "borboletas azuis") e 2012 foram duas delas... Mas a passagem de 1999 para 2000 foi, sem dúvida, a mais "especulada" para "ser a data do fim do mundo", por causa da própria característica dos números e da mudança de Século e também de Milênio...

Ah, sim:

Para conseguir as Férias em Dezembro/Janeiro, eu deixei passar vários meses do vencimento do Período Aquisitivo (apesar de ter sido menos de um ano – evitando assim as "férias compulsórias"). Como o meu Período Aquisitivo vencia sempre no dia 07 de Março (já que a data da minha Admissão na Petrobras foi no dia 08/03/1984), depois do "Novo Milênio" na Ilha da Madeira, minhas próximas Férias foram em Maio de 2000, ocasião na qual fomos conhecer um pouquinho dos Estados Unidos!!! Foi o menor período que tive entre duas Férias consecutivas.

O Sonho da Disneylândia, que Netinha sempre teve!!! Mas não foi só Disney... Além de Miami e Orlando, também visitamos a Estação de Lançamento de Foguetes e o Memorial da NASA, além de termos visitado Washington, New York e New Orleans!!!

Inesquecível, em Washington, foi a visita ao Museu Aero Espacial e, na "Grande Maçã" (a "Big Apple" como os "Jazzistas" carinhosamente chamam a cidade de New York), foi também marcante a subida no Topo de uma das Torres Gêmeas do World Trade Center!!! O que jamais Netinha e eu poderíamos imaginar era que tal edifício só tinha mais 16 meses de vida... Era o mês de Maio de 2000 e o triste atentado ocorreu no dia 11/09/2001... O lamentável "Onze de Setembro"...

Depois disso, Netinha e eu fomos retomando algumas Viagens pelo Brasil, tanto para rever alguns lugares, como também para conhecer novos lugares que ainda não conhecíamos...

Ah, sim!!! Dando prosseguimento aos Sonhos Arqueológicos, Netinha e eu fomos conhecer, em 2001, a Ilha de Páscoa, com seus incríveis Moais!!! Curioso, nessa Viagem, foi o Vôo Internacional, de apenas 3 horas e meia, entre São Paulo-SP e Santiago do Chile, que foi mais curto do que o Vôo Doméstico, de 5 horas de duração, entre Santiago e Rapa-Nui = Ilha de Páscoa!!!

CAPÍTULO

12

Finalmente Informatizado!!!

Embora já usasse Computador havia vários anos na Petrobras, ainda era muito caro e também não era "tão necessário" que se tivesse um Computador em casa.

Desse modo, foi em 2001 que, pela primeira vez, adquiri um Computador e comecei a descobrir um "novo mundo", inclusive na Preservação da Memória Musical!!!

Ainda não existiam as "redes sociais", tais como o extinto Orkut e o Facebook, mas eu já estava habituado com o e-mail, que, na Petrobras, eu utilizava desde 1993, e que era chamado de Correio Eletrônico!!!

Desse modo, foi também em 2001 que Netinha e eu começamos a utilizar o e-mail particular (de casa) como um importantíssimo Meio de Comunicação!!! E, diga-se de passagem, muito mais barato do que os telefonemas a cobrar que fazia frequentemente das Plataformas de Petróleo!!! Da Plataforma, as ligações interurbanas só podiam ser feitas se fosse a cobrar.

Viagem ao Exterior, Netinha e eu só voltamos a realizar em 2004: Peru e Bolívia!!! Conforme mencionei, eu já havia conhecido o Peru em 1989, mas Netinha ainda não conhecia... Durante esses anos, vários problemas foram acontecendo nesse país, tais como a "cólera" e também o terrorismo do "sendero luminoso"...

A Bolívia, por outro lado, também foi a primeira vez que eu visitei, embora já tivesse estado em Puerto Suarez, na fronteira da Bolívia com o Brasil, em Corumbá-MS...

Foi também nesse período, entre 2001 e 2003 que eu fui me interessando e ficando cada vez mais fascinado com a Internet!!! Não sosseguei enquanto não aprendi os "rudimentos" dos códigos HTML e, desse modo, criei, no dia 22/02/2003, o meu Site dedicado à Música Caipira Raiz!!!

CAPÍTULO

12,4

Aprendendo A Criar Sites Na Internet

Relembrando: na numeração seqüencial dos capítulos desse livro, segui o mesmo critério da numeração seqüencial dos poemas!!! A explicação é o mesmo motivo que citei, páginas atrás, quando do Poema Nº 12,4!!!

O Site Dedicado À Autêntica Música Caipira Raiz

Eis que, no dia 22/02/2003, comecei, "aprendendo do zero" a desenvolver o site, que é dedicado à Preservação da Memória Musical Brasileira, com ênfase especial à nossa Música Caipira Raiz!!!

Juntei duas "Paixões": Pela Boa Música, incluindo a Autêntica Música Caipira Raiz, e também pelos Trens e Ferrovias!!!

Tanto é que, cada vez que eu acrescento um novo "resumo biográfico" de um Intérprete ou Compositor no meu site, eu convido o Apreciador a conhecer "O mais novo passageiro que acabou de embarcar nesse trem"!!!

www.boamusicaricardinho.com

Quero aqui, mais uma vez, fazer um agradecimento especial ao "Cumpadre" Maikel Monteiro, e à sua Esposa, a "Cumadre" Juliana Sebben, que residem em Curitiba-PR, e que são pessoas realmente especiais em termos de ajuda no desenvolvimento de meu site dedicado à Música Caipira Raiz!!!

Especialista nas excelentes Duplas "Tonico e Tinoco" e "Irmãs Galvão", o "Cumpadre" Maikel Monteiro também produz e apresenta, junto com seu inseparável amigo, o "Cumpadre" José Francisco, o programa "Brasil Caboclo" na Rádio Paraná Educativa (e-Paraná) nos 630 kHz (AM), programa esse do qual já tive a honra de participar algumas vezes, e que é dedicado à Preservação da Memória Musical do Repertório Caipira Raiz!!!

O "Cumpadre" Maikel Monteiro também escreveu o "Prefácio às Memórias Musicais", no início desse livro!

E, tendo aprendido a criar sites, a partir da Viagem ao Peru e à Bolívia, em 2004, foi que eu também comecei a criar "mini-sites" para mostrar as principais fotos e descrever as mais interessantes Viagens Internacionais que Netinha e eu realizamos a partir de então!!!

As Viagens ao Peru e à Bolívia (2004), Japão (2007), Canadá (2008), Leste Europeu (2010), Dubai e Jordânia (2011), Índia (2015) e China (2017) estão descritas no site abaixo:

www.viagensdenetinhaericardinho.com

Ah, sim!!! Ainda no início do Novo Milênio, Netinha e eu também realizamos interessantes Viagens pelo Brasil, onde conhecemos novos lugares interessantes!!!

Em 2002, por exemplo, Netinha e eu conhecemos a Oktoberfest de Blumenau-SC. Lógico que demos preferência ao Pavilhão Nº 1, menos "globalizado" e que, nesse ano, teve uma Banda da Turíngia e também uma Banda Austríaca formada por Prefeitos, Ex-Prefeitos e Vereadores!!!

O site dedicado à Música Caipira Raiz, por outro lado, levou-me a novos e inusitados caminhos, em termos de Viagens, pois, até então, não conhecia praticamente nada do Interior Paulista... Tantos lugares distantes, no Brasil e no Exterior, que já havia conhecido juntamente com Netinha e, só a partir de 2003, foi que Netinha e eu começamos a conhecer lugares interioranos tais como Tietê-SP, Cerquilho-SP, Botucatu-SP, São Manuel-SP, Barra Bonita-SP, Bauru-SP, Ribeirão Preto-SP, São José do Rio Preto-SP, Pardinho-SP, Bofete-SP, lugares esses que, por incrível que pareça, até então, Netinha e eu não conhecíamos, e que fomos visitar em função de Eventos da Autêntica Música Caipira Raiz, em busca de novas fotos e matérias para o site!!!

E foi em Fevereiro de 2004, poucos dias antes do primeiro aniversário do site, que, na mesa da Cachaçaria Central, em Santo André-SP, eu escrevi o poema abaixo, no qual, pela primeira vez, utilizei um "Linguajar Caipira" que, de acordo com os escritos de Cornélio Pires, é, na verdade, um Dialeto!!!

Nessa época, às Quartas-Feiras, na Cachaçaria Central, tínhamos ao vivo as Modas de Viola Autênticas nas vozes das Duplas "Rondon e Tide Miranda", "Rondon e Oswaldo" e também "Montenegro e Uliam"!!!

O Repertório era Autêntico e o Rondon (já de Saudosa Memória...) ponteava a Viola Caipira de modo que nos fazia lembrar o inesquecível Criador e Rei do Pagode, que foi o Tião Carreiro!!!

No mesmo dia em que escrevi o poema abaixo, num guardanapo de papel, na Cachaçaria Central, eu o declamei, com o Rondon fazendo um maravilhoso Fundo Musical em sua Viola Caipira!!!

CAIPIRA DA CIDADE GRANDE – Poema Nº 74

Nasci na cidade, não sou do Sertão,
Na "selva" de pedra eu sempre vivi,
Buzinas de carro e a poluição
São as companheiras que eu tenho aqui.

Mas gosto da Moda de Viola Caipira
Que o Cantador com su'alma ponteia,
O Som do Interior que na Viola ele tira
Faz eu me sentir que a vida não é feia...

A vida não é feia, quero acreditar,
Apesar do dito "cada um prá si",
Quando ouço o Caipira tocar e cantar
Eu sinto que é belo esse "modiexistí"...

C'o canto da roça eu me sinto tão bem,
Nas cordas da Viola que eu ouço tocar,
O Matuto expressa "mió" que ninguém
Poesia sincera lá do seu lugar.

Eu sou um Caipira da cidade grande,
Não conheço o mato, não sei capinar,
Mas quando viajo, onde quer que eu ande,
Procuro ar puro para respirar.

Respirando ar puro, ouvindo a Viola,
Longe da cidade que quase me pira,
No Sertão eu vejo que é grande Escola
A Alma Sincera na voz do Caipira!

José Ricardo Gonçalves
18/02/2004
Na Cachaçaria Central em Santo André-SP
(Ao som de Autênticas Modas de Viola com a Dupla "Rondon e Oswaldo")

Pois é...

Sempre gostei e continuo gostando da Música Erudita!!!

Mas a Música Caipira Raiz é um Estilo Musical que, quanto mais eu estudo, mais eu gosto!!!

Várias pessoas já mostraram sua admiração por eu ter nascido em Santos-SP, nunca ter vivido numa Zona Rural, e gostar tanto de Música Caipira Raiz!!!

De fato, o "velho rádio de válvulas" tocava, predominantemente, os sucessos da Jovem Guarda, nas vozes de Roberto Carlos, Vanderléa, Renato e Seus Blue Caps, Demétrius, Bobby D' Carlo, Jerry Adriani, e muitos outros!!!

Mas... é como eu sempre comento: Se fosse assim, eu não poderia gostar de Mozart, porque não nasci em Salzburgo; não poderia gostar de Johann Strauss Filho, porque não nasci em Vienna...

A partir de 2003, portanto, eu passei a programar e realizar as Viagens de uma maneira "diferente", com o "Mundo Caipira", que eu vinha conhecendo cada vez mais e, mais do que isso, as diversas fotos para o site que já tirei ao lado de Compositores e Intérpretes Caipiras do Quilate de Tinoco, Inezita Barroso, Rolando Boldrin, Carreirinho, Almir Sater, Renato Teixeira, Sérgio Reis, Pena Branca, "Pedro Bento e Zé da Estrada", "Craveiro e Cravinho", "Célia e Celma", Irmãs Galvão, "Zé Mulato e Cassiano", "Lourenço e Lourival", "Garutti e Cuiabá" e "Ramiro Vióla e Pardini", apenas para citar alguns!!!

Uma "Alegria" que não tem preço!!! É gratificante quando eu conheço um Compositor e/ou Intérprete da Música Caipira que gosta de se ver no meu site!!! Inclusive as Duplas "Garutti e Cuiabá" (de Santo André-SP) e "Ramiro Vióla e Pardini" (de Botucatu-SP) "adotaram" o www.boamusicaricardinho.com como os seus respectivos Sites Oficiais!!!

No caso de "Garutti e Cuiabá", embora eu já tivesse um CD da excelente Dupla e já tivesse visto os mesmos no inesquecível "Viola Minha Viola" (apresentado pela "Madrinha" Inezita Barroso na TV Cultura de São Paulo-SP!!!), foi no meu site que, pela primeira vez eles começaram a ser vistos na Internet!!! Como eles residem em Santo André-SP, as informações para o "resumo biográfico" no site foram eles que me forneceram pessoalmente!!! Não me esqueço quando eles comentaram que, depois de fazerem parte do meu site, havia crescido o número de telefonemas de Contatos para Shows!!!

Gratificante!!! Não tem preço!!!

Por outro lado, o que é Gratificante quase nunca dá dinheiro, não é mesmo? Lógico que não ganho um único Centavo com o meu site!!!

Mas a Atividade Remunerada que eu exerci, eu sempre gostei, na maior parte do tempo!!! Apesar de alguns momentos difíceis que já relatei, mas nada no mundo é perfeito...

O tempo foi passando e o site foi se desenvolvendo... Conforme comentei, as Viagens eram predominantes no Interior Paulista e também no Sul de Minas... Apesar de que, em termos de Viagens Internacionais, Netinha e eu estivemos na Ilha de Páscoa, em 2001, e também no Peru e na Bolívia, em 2004.

CAPÍTULO 14

Alternância Entre Períodos De Embarque E Períodos Em Terra

No segundo semestre de 2005, até o segundo semestre de 2006, tive que encarar um novo e "bastante sofrido" período em terra, em Macaé-RJ...

De início, eu achava que seria mais "soft", pois não seria de dois anos, mas de apenas um ano... No entanto, foi muito mais tenso, pois tive que "desviar" um pouco da Profissão de Engenheiro de Petróleo. Ao contrário do período de 1996 a 1998, no qual eu trabalhei apenas com a Tecnologia e a Engenharia, nesse período de 2005 até 2006 eu tive que fazer uma das piores tarefas que existem, que é o Gerenciamento de Contratos, e, pior ainda, dois contratos, e não apenas um!!!

Também fiz alguns "planejamentos" para tentar levar um pouquinho mais de Boas Opções Musicais para a cidade de Macaé-RJ e, com dificuldade, em contato com a Sociedade Musical Macaense, sugeri vários Intérpretes da Música Raiz e, desse modo, realizaram-se no Teatro Municipal de Macaé-RJ duas belíssimas apresentações de Chico Lobo e também João Araújo, esse último, mostrando a pesquisa "Viola Urbana", destacando a influência da Viola Caipira na Fina Flor da MPB!!! Intérpretes esses que também estão presentes na página dedicada aos "Novos Caipiras", no www.boamusicaricardinho.com!!!

Mas houve muito "sofrimento" nesse período, pois não havia sossego... O telefone tocava a toda hora, além da obrigatoriedade do uso de um celular que "não tinha hora nem dia para tocar", já que o mesmo "azucrinava" constantemente com problemas nos contratos e também com problemas operacionais nas diversas Sondas com seus Poços em Intervenção... Isso a qualquer hora do dia, mesmo sendo em fins de semana, em feriados, e também de madrugada...

Por outro lado, nas noites de Quarta-Feira, eu estava sempre no Boteco "Bico da Coruja", na Rua Benedito Lacerda Nº 134, onde, pelo menos nesse dia e horário, podia ouvir Boa Música Brasileira, em termos de Samba e Choro, com excelentes Intérpretes, os quais tinham a Boa Música como "Hobbie", e que trabalhavam também na Petrobras, Banco do Brasil, Caixa Econômica Federal, etc.

Voltarei a falar mais um pouquinho sobre o "Bico da Coruja"...

Ah, sim!!! Nesse mesmo período, também estive algumas vezes no Teatro Municipal de Macaé-RJ, onde cheguei a participar de alguns eventos de divulgação de Poesia, evento esse denominado "Café Das Artes"!

De fato, numa Terça-Feira à noite, quando voltava a pé da Petrobras, dei uma olhadinha no Teatro Municipal de Macaé-RJ e, para minha surpresa, acontecia um evento de divulgação de Poesias, intitulado "Café Das Artes"!!!

Como havia algumas pessoas conhecidas, fui logo convidado a participar!!! De início, declamei alguns poemas, entre os poucos que sabia de cor (já que eu não tinha nada impresso comigo, pois o evento foi "de surpresa")...

Mas também, de forma "inédita", escrevi e declamei alguns poemas durante o evento!!!

CAFÉ DAS ARTES – Poema Nº 75

14 de Março de 2006
Teatro Municipal de Macaé,
Na Avenida Rui Barbosa;
Vinha vindo do trabalho... a pé...

Entrei no Teatro
Prá ver a programação;
Eis que vi Jorge Benzê,
O autor de "Gentil Princesa" dentro do saguão.

E pensei: "Se Jorge Benzê aqui está,
É porque é um bom Evento Musical".

Mas, era mostra de Poesia
Naquela Terça no Municipal.

E Célia me convidou
Para declamar um Poema.
"É descontraído... Pode ler...
Não se encabule... Não tema..."

Apresentei o "Caipira da Cidade Grande"
E também o "Palco", meu Soneto Nº 5.
Também lá estava o Piri,
Que em Cherne-2 trabalha com afinco.

Terça-Feira no Municipal
Tem Poetas e Poesia;
Declamamos Poemas famosos
E também de nossa própria autoria.

Só que hoje foi incompleto.
Não estava calor nem frio.
A cerveja não tinha chegado;
E o freezer estava vazio...

E foi assim que escrevi
Esse poema, depois de tantos anos
Sem nada escrever, sem inspiração...
E tantas coisas que não estavam nos meus planos.

José Ricardo Gonçalves
11/04/2006
No saguão do Teatro Municipal de Macaé-RJ

Jorge Benzê é um Compositor Carioca que reside em Macaé-RJ e, num Estilo "Fina Flor da MPB", retrata brilhantemente a Região Norte Fluminense e a cidade de Macaé-RJ, a qual ele denomina de "Gentil Princesa"... Eu o conheci no "Bico da Coruja", nas noites de Quarta-Feira...

Piri é um colega que, na época, trabalhava na Planta de Produção na Plataforma de Cherne 2 (PCH-2) e que também estava sempre ligado com os pouquíssimos eventos culturais da região...

POEMA DE(S)CORADO – Poema Nº 76

Vale a pena **ver de** novo,
Verde novo e não maduro velho.
Quis amá-la, mas, com a mala,
Viajei... Sem maionese...

Realmente eu quis **amarela**;
Feri o idioma e... amarelei...
Fiquei **rubro** de vergonha
Pois queria **ver melho**r...

E aí me deu um **branco**...
E a coisa ficou preta.
Nas **cinzas**... mesmo sem ter fumado.
E ainda me perguntam se está "tudo **azul**"...

Desbotado, descolorido,
Cáqui, **Grená**, **Ocre** **ou** **Fúcsia**?
Cores confusas, esmaecidas...
Cor de Vinho... **Tinto**, **Branco** ou **Rosê**?

Sem cor, ou incolor? E, sem rima...
Colorido ou **preto** e **branco**? Ou invisível...
Paro aqui. Não continuo.
Imprimo o poema... com cartucho **colorido**...

José Ricardo Gonçalves
11/04/2006
No saguão do Teatro Municipal de Macaé-RJ

EVENTO EVENTUAL – Poema Nº 77

O evento é eventual
No Teatro Municipal.
O Poeta e a Poesia
Não acontecem todo dia.

Terça-Feira no Teatro...
Como um lanche e, não no prato.
Pois atento fico ao tema
Que é mostrado em cada poema.

No saguão do Municipal
Nasce Poesia nesse Sarau.
Não janto. Como um lanchinho
Com cerveja ou um bom vinho.

Mas... que mentiroso eu sou,
Pois escrevi "o que pintou"...
E, enquanto escrevi, na apresentação,
Não prestei a mínima atenção...

José Ricardo Gonçalves
11/04/2006
No saguão do Teatro Municipal de Macaé-RJ

Minha Esposa (a Netinha) costuma dizer que "parece que eu tenho mais facilidade em escrever poemas quando tem tragédia"...

E, de fato, foi realmente algo inédito escrever três poemas no mesmo dia e, surpreendentemente, num evento...

O que eu não imaginava era que fosse surgir uma quantidade expressiva de novos poemas durante esse período, no segundo semestre de 2006, em meio ao "baixo astral" que me causava a localidade de Macaé-RJ...

E, na semana seguinte, teve mais:

LEMBRANÇAS DE UM ESTUDANTE QUE SE FORMOU – Poema Nº 78

Quem eu vejo aqui então:
O pessoal da UME,
Organização estudantil
Da cidade de Macaé.

Veio-me então a inspiração
Em grande massa e volume;
Veio-me a História do Brasil,
Grande Exportador de Café.

Década de 80: Repressão,
Não adiantava nenhum queixume;
Porém, na idade juvenil
Não perdi jamais a minha Fé.

Via a luz na escuridão;
Em meio às trevas, o vagalume,
Minha Esperança jamais fugiu,
Meu ideal permanecia em pé.

Faculdade agora é recordação,
Da flor só restou o perfume,
Muita coisa mudou, evoluiu,
Outras porém permanecem... Como o vai-e-vem da maré...

José Ricardo Gonçalves
18/04/2006
No saguão do Teatro Municipal de Macaé-RJ

Obs.: UME = União Municipal de Estudantes.

Como na semana anterior, nesse dia também escrevi mais do que um poema, no mesmo evento:

DIVAGAÇÕES PETROLEIRAS – Poema Nº 79

Não critique o Ouro Negro,
Combustível fundamental.
Se criticar eu lhe acuso
De "preconceito racial".

Não critique o Petroleiro,
Nem tão pouco a Plataforma,
O "bruto" que vem do sub-solo
E na Refinaria se transforma.

Não aceito sua crítica
A esse Óleo sob o fundo do mar,
Nem tão pouco a essa Sonda,
Onde vivo a trabalhar.

Insista, porém, na crítica
A esse produto sem igual,
E eu pergunto se você troca
Seu carro por um de tração animal.

José Ricardo Gonçalves
18/04/2006
No saguão do Teatro Municipal de Macaé-RJ

Desse modo, nas noites de Terça-Feira participava desse "Encontro Poético" no "Café das Artes", no Teatro Municipal de Macaé-RJ, e, nas noites de Quarta-Feira, o Chorinho, o Samba e a Seresta, em companhia dos excelentes Músicos no "Bico da Coruja"...

Mas as tensões do Trabalho eram cada vez maiores... E ainda faltavam mais de 5 meses para eu poder pegar novamente o Helicóptero e voltar a Trabalhar Embarcado, como eu sempre gostei!!!

Até que, numa Sexta-Feira à noite, na Rodoviária do Rio de Janeiro-RJ, enquanto aguardava o ônibus RIO-ABC, da Itapemirim, escrevi o "mais comprido" dos meus poemas:

POEMA ESTRESSADO – Poema Nº 80

Basta! Tire-me da gaiola!
Preciso voar! Decolar!
Não sou mais criança na escola.
Quero ver o céu! E o mar...

Que ronque forte o rotor.
E que tenha trepidação.
Desse escritório com bolor
Quero a total libertação!

Destrua esse telefone!
Campainha me enlouquece!
Vou almoçar; estou com fome,
Mas o apetite não aparece...

Vê se pára de me cobrar!
Eu sei fazer o meu serviço.
Quero ar para respirar!
Sei que não nasci para isso!!!

Não me apresse com o projeto!
É urgente? Não sou Bombeiro!
Não me trate como objeto
Ou máquina, o tempo inteiro!

Pois até máquina merece
Parar para lubrificar,
Do contrário, sobre-aquece
E pára então de funcionar...

Não sou máquina! Eu sou gente!
Mereço ser melhor tratado!
Trate-me de modo decente
Se quiser que eu fique ao seu lado!

Telefone outra vez! Socorro!!!
Interrompendo-me de novo!!!
Continuando assim, eu "morro"...
Parece guerra... Em Kosovo!!!

E você me diz que sou louco?
Mais um murro na mesa eu dou!
E, se ofendi você, foi pouco!
Pois você também me humilhou!

Seria louco se aceitasse
Passivamente essa loucura...
Mas se esse "stress" acabasse
Encontraria a minha cura...

Saio daqui! Tomo café!
Vou ao banheiro... defecar!
Volto prá sala e... Qual é??!!
Telefone insiste em tocar!

Páre a coisa! Quero descer!
Eu quero Aeronave! Voar!!!
Senão aqui vou enlouquecer!
Saio daqui! Quero Embarcar!!!

Pare com isso, por favor!
Devolva-me o ar que eu respiro!
Pare o "rolo compressor"!
Se assim continuar, eu piro...

Se você não gostou, não tema.
Não há com o que se preocupar:
Isto é apenas um Poema
Que eu escrevi prá desabafar...

Mas, ai de você se insistir
Em querer me prejudicar!
"Lei do Retorno" vai agir
E, de você, vai se vingar.

Pois agora estou retornando
Ao aconchego do meu lar.
E não quero, nem me pagando,
Que ligue pro meu celular!

José Ricardo Gonçalves
28/04/2006 - 22:10
Restaurante Via-Rio — Rodoviária Novo Rio
Rio de Janeiro-RJ

Também foi por essa época, em Maio de 2006, que uma "Nova Esperança" nasceu em mim!!!

Cresciam as Novas Descobertas e, desse modo, a Petrobras havia anunciado oficialmente a criação de uma nova Unidade de Produção, para o Crescimento da Bacia de Santos!!!

E, o melhor de tudo!!! A nova Unidade de Produção anunciada fica na Cidade de Santos-SP!!!

Finalmente: "Agora eu já tenho para onde querer ir"!!!

O problema, no entanto, era outro:

Como conseguir essa Tão Sonhada Transferência???!!!

Na Empresa, mesmo que o indivíduo conheça bastante gente que possa querer receber o funcionário num determinado Local de Trabalho, o Gerente da atual lotação, se disser que "não pode perder o funcionário", esse, como "prêmio", nada consegue e... Continua "preso" no local onde não mais deseja continuar trabalhando, mesmo depois de tantos anos...

Nunca soube de alguém que tenha desejado uma Transferência e a tenha conseguido em menos de 2, 3 ou 4 anos!!! Mas... no meu caso, eu precisei esperar "longos" sete anos e meio!!!

De fato, o Sonho que eu comecei a alimentar em meados de Maio de 2006 só começou a se Realizar em Setembro de 2013!!!

E, enquanto não tinha nenhuma perspectiva de Realizar Meu Maior Sonho, continuava na Bacia de Campos, em sofridos e "estressantes" períodos de regime administrativo, intercalados com períodos maravilhosos nas Plataformas de Petróleo!!!

E, nesse mesmo ano de 2006, ainda tive que "aguentar" até Setembro... Aquela horrível sensação de que "quanto menos tempo falta para 'terminar o castigo', parece que mais devagar corria esse tempo"... Dificílimo explicar...

Só a Boa Música e a Poesia é que ainda me davam um certo alento...

POETA DESPREVENIDO – Poema Nº 81

Esqueci os manuscritos;
Não trouxe meus alfarrábios;
O que li não estava escrito,
Saiu somente dos meus lábios.

Esta noite no saguão
Do Teatro Municipal,
Não trouxe nada de novo,
Não li nada original.

Velhos poemas; nada novo;
O que li foi decorado;
Não pense que me comovo
Só porque li improvisado.

Teatro Municipal
Nesse dia 16 de Maio;
Planejei-me muito mal...
Pois saí tarde do trabalho!

José Ricardo Gonçalves
16/05/2006
No saguão do Teatro Municipal de Macaé-RJ

Em Junho de 2006, numa pequena "Aula de Poesia", também no Teatro Municipal de Macaé-RJ, tive contato, pela primeira vez, com esse Estilo Japonês de Poesia chamado "Hai Kai", que consiste num pequeno poema de apenas três versos, mas que tem que ter o terceiro verso bastante conclusivo, ou seja, "fechar com Chave de Ouro"!!!

E, nesse Dia de Santo Antônio de 2006, eu acabei criando uma pequena "Coletânea de Hai Kai"...

Soube posteriormente que, a rigor, o Hai Kai, além de 3 versos, também é constituído por 17 sílabas, distribuídas em três versos (5-7-5), sem rima. No entanto, essa informação eu não soube nesse dia e, desse modo, talvez não devesse chamar essa coletânea de "Hai Kai"...

Mas, pelo menos, eu consegui fazer algo até, de um certo modo, "satírico"...

UM POUQUINHO DE HAI KAI – Poema(s) Nº 82

Hai Kai
Nas entrelinhas
Em três linhas

.•.

Falta centelha
Pior que sem telha
É sem teto

.•.

Espaço Cósmico
A vaca foi pro espaço
Encontrar o vácuo

.•.

Hai Kai Brasileiro
Vem do Japão
É Nissei? Não sei

.•.

Duro acreditar
Que o Acre dita
Ditadura

.•.

Escrevo versinho
E faço versão
E tenho aversão

.•.

Guardar a vanguarda
É vã guarda
Levada na Van

.•.

Hai Kai
É o que me cai
Em Macaé

José Ricardo Gonçalves
13/06/2006
Teatro Municipal de Macaé-RJ

E, conforme já comentei algumas vezes, nas semanas que tinha que passar em Macaé-RJ, fosse por motivo de trabalho em escritório, ou então, por estar fazendo algum Curso de Aperfeiçoamento, eu fazia questão de estar nas noites de Quarta-Feira no "Bico da Coruja", local onde escrevi no guardanapo e declamei várias vezes o Poema Nº 83, com belíssimo Fundo Musical tocado por Violões, Cavaquinhos e Bandolins!!!

CHORÕES MACAENSES – Poema Nº 83

Bico da Coruja, aqui estou eu,
Em Macaé no "Baixo Pororoca",
Em toda Quarta-Feira que Deus deu,
Ouvindo a galera que tão bem toca.

Bandolim, Cavaquinho e Violão,
Às vezes, Gaita e Flauta Transversal,
Pandeiro e Tamboura na Percussão,
E belas vozes que não têm igual.

Benedito Lacerda, Um-Três-Quatro,
Endereço do Choro em Macaé,
Cerveja no copo e queijo no prato;
Mesmo com chuva, prá cá venho a pé.

"Brasileirinho"; Waldir Azevedo.
"Carinhoso": Pixinguinha e Braguinha.
O que aqui sinto, não faço segredo:
Rio e chóro tomando Cervejinha.

É Música de Boa Qualidade!
Autêntico Samba e também Chorinho!
Ouvindo Choro, eu chóro de saudade
Com emoção aqui neste cantinho...

Aline também gosta do Chorinho
E o som dos Instrumentos aprecia;
Pede para o Roberto um "Moranguinho"
E registra o grupo em fotografia.

Convide-me para qualquer lugar,
Seja por telefone ou por carta:
Compromisso firmado, eu vou honrar
Desde que esse dia não seja Quarta!

Quarta-Feira é "sagrada" aqui no Bico
Enquanto eu estiver em Macaé;
Sentado na cadeira, aqui eu fico;
Se não tivér cadeira, eu fico em pé.

E ouço Samba, Choro e Poesia
Quarta-Feira no "Baixo Pororoca",
E os mesmos Músicos, na Confraria
Aos Sábados, lá no Bar do (Xan)doca.

Pessoal me pede para "não misturar"
"Bico da Coruja" com "Confraria",
Mas, onde a Boa Música tocar
No lugar existirá Harmonia!

José Ricardo Gonçalves (Ricardinho)
14/06/2006 – 22:30
No "Bico da Coruja" (o "Estreito Botequim" do Wallace)
Rua Benedicto Lacerda, 134 – "Pororoca" – Macaé-RJ – Brasil

Roberto era o Garçon *free-lancer* que trabalhava às Quartas-Feiras no Boteco do Wallace.

Aline era uma Apreciadora desse Maravilhoso Gênero Musical, que fez diversas fotos e produziu a capa de um dos CD's desse excelente Grupo Musical!!!

"Moranguinho" é um refrigerante de morango, artificial, fabricado na cidade de Macaé-RJ...

(Xan)doca era um "Boteco" que, apesar de muito simples, era conceituado, em termos de peixes e frutos do mar, também em Macaé-RJ, e que, nas tardes de Sábado, também reunia alguns Músicos de Samba e Choro: Esse encontro era chamado de Confraria.

A razão pela qual fui poucas vezes a esse Encontro Musical do (Xan)doca (a Confraria), era justamente porque, nos fins de semana, eu sempre queria "respirar um ar de civilização" em Santo André-SP... Desse modo, só passava fins de semana em Macaé-RJ se fosse realmente a Trabalho (véspera de um Embarque, por exemplo), sem desperdiçar meus dias de Folga...

E mais três meses se passaram...

Voltei finalmente ao Embarque, em Setembro de 2006...

E também com o "desejo ardente" de retomar com mais intensidade a construção e o desenvolvimento do www.boamusicaricardinho.com, o site dedicado à Música Caipira Raiz!!!

Livre do gerenciamento de contratos, e "de volta ao Paraíso Offshore", programei e realizei alguns Encontros Caipiras nas Folgas seguintes, entre os Embarques...

E, antes de um Encontro com Amigos Caipiras, no Rancho do "Cumpadre" Luiz Viola (um Grande Estudioso da Música e da Cultura Caipira, além de excelente Desenhista!!!), na cidade de São Manuel-SP, durante a Viagem de Ônibus, ao final de mais uma Quinzena numa Plataforma de Petróleo, foi que escrevi o Poema Nº 84:

SETE NO RANCHO – Poema Nº 84

Foi no Rancho do Violeiro
Do "Cumpadre" Luiz Viola:
Vivi como que uma escola,
Um Encontro com a Cultura.

Um fim de semana inteiro
Com Música e Poesia,
Além de Fotografia,
Artes Plásticas, Pintura.

Naquele fogão de lenha,
Carne assada, queijo coalho,
Bom café e pão com alho,
E um gostoso torresminho.

Não creio que se contenha
Sem sequer se emocionar,
Quem ouve a Viola tocar
Sentado aqui no banquinho.

Ouvir Música Caipira
Com Viola e Violão
Cada toque, uma emoção,
E um bocado de saudade...

Porém, muito me admira
Quem chame de "sertaneja"
Essa coisa "breganeja"
Que só tem publicidade.

Sentir o cheiro do mato
Com uma boa Pinguinha
E a Viola afinadinha
E o Violeiro a pontear.

Esta Arte que, de fato,
É a Cultura Brasileira
E faz com que a gente queira
Ser Caipira "tá e quar"...

José Ricardo Gonçalves (Ricardinho)
04/04/2007 – 03:30 a. m.
Via Dutra – Entre Cacapava-SP e São José dos Campos-SP
Na Poltrona 32 do ônibus da Itapemirim

Passaram-se mais 3 anos, aliás, um pouco mais do que dois anos e meio, após a Viagem ao Peru e à Bolívia, para que realizássemos o nosso próximo Sonho Internacional!!!

Em 2007, Netinha e eu realizamos outro Grande Sonho, que foi nossa Viagem ao Japão!!!

E, em 2008, também outro grande Sonho: o Canadá, de Costa a Costa, ou seja, tanto no Leste, incluindo Toronto, Ottawa, Montreal e Quebéc, entre outras, como também no Oeste, nas Montanhas Rochosas, incluindo Vancouver e Victória, além de várias Cidades Interioranas, com belíssimos Lagos e Montanhas Nevadas!!!

"Teoricamente", por questões de "revezamento", só iria me preocupar com um novo período de trabalho em regime administrativo em meados de 2011, além de que acreditava piamente que, sendo um intervalo de pouco mais de 4 anos, que, antes desse ano de 2011, minha Tão Sonhada Transferência para a Bacia de Santos já estaria concretizada...

No entanto, no início de 2009, muito antes do que poderia ter imaginado, um novo "golpe do destino"...

Outro período em regime administrativo, que, apesar de ter sido menor, foi bastante "sofrido", principalmente por ter acontecido dois anos antes do que eu poderia ter esperado, num "critério estatístico"...

E, mais do que isso, como poderia "trabalhar" com tantas "misturas de diferentes emoções", ou seja, por um lado as "frustrações do Norte Fluminense" e, por outro lado, as emoções de reencontros com Grandes Amigos do SENAI, alguns dos quais eu não via há 31 anos???!!!

Foi realizado nesse mesmo ano de 2009, num Sábado, em Julho, um Churrasco nas dependências da Escola SENAI Armando de Arruda Pereira, onde eu havia feito o Curso Técnico Ceramista entre 1976 e 1978!!!

O "Ponto Alto" desse Encontro, do qual alguns Professores também "abrilhantaram a festa" com suas presenças, foi o momento em que, com espontaneidade, subimos as escadas e fomos todos para uma das Salas de Aula!!!

Imagine a emoção, até mesmo de alguns colegas que não apenas já haviam se casado há bastante tempo, mas que já tinham Filhos crescidos, bem encaminhados, e que também já tinham Netos!!!

Imagine o Neto sentando na mesma "carteira" de uma Sala de Aula onde seu Avô já havia estudado trinta e um anos antes...

Alguns dias antes desse Encontro com a Turma do SENAI, na Rodoviária do Rio de Janeiro-RJ, pouco antes de embarcar no ônibus da Itapemirim, para Santo André-SP, foi que escrevi o Poema Nº 85!!!

REENCONTRO SENAI – Poema Nº 85

Voltar no tempo. Quanta emoção...
Mais de trinta anos se passaram.
Do Curso Técnico, a conclusão,
Diversos rumos todos tomaram.

Alguns de nós seguimos carreira
Do Curso Técnico Ceramista;
Outros, porém, viram a maneira
De seguir c' outros planos em vista.

São Profissionais de gabarito
Que na Escola SENAI se formaram,
Além dos que fizeram bonito
E na Faculdade ingressaram.

Vários rumos todos nós tomamos
No Brasil e no Exterior.
Eis que agora nos reencontramos
Numa data de grande valor.

Quatro de Julho naquela Escola
Na Rua Niterói, 180.
Cerveja, Churrasco e Coca-Cola...
E, relembrando os Anos Setenta...

Difícil descrever o que sinto...
Trinta anos não são trinta dias...
Prá descrever o quadro que pinto
São necessárias muitas Poesias.

Por isso eu vou parar por aqui
E esperar essa data chegar;
Rever Amigos que conheci...
E, não se importem... se eu chorar...

José Ricardo Gonçalves (Químico)
10/06/2009 – 22:35
Rodoviária Novo Rio
(enquanto aguardava o ônibus Rio de Janeiro-RJ / Santo André-SP das 23:00)

Muito estranho, mas... a Rodoviária Novo Rio foi um dos lugares onde eu mais me inspirei para escrever poemas!!!

RIO CONCRETO – Poema Nº 86

RODOVIÁRIA NOVO RIO
RODOVIÁRIO...
DO RESTAURANTE VIA-RIO
NÃO VI O RIO DE JANEIRO
RIO SOZINHO... AH... AH... AH...
E LEVO A SÉRIO...
CRITERIOSO
ÉBRIO...
OU SÓBRIO...
SOMBRIO...
SEM BRIO
OU COM RIO?
BRIOSO
BRIO
FRIO
CALAFRIO...
CRIOGÊNICO...
PRIORITÁRIO
PIOR OTÁRIO...
HORÁRIO
23 HORAS
RIO-ABC
ITAPEMIRIM
ENFIM...

José Ricardo Gonçalves
Restaurante Via-Rio da Rodoviária Novo Rio
19/06/2009 às 21:32

Outro poema, escrito também na mesma rodoviária:

POEMA DE UM PETROLEIRO – Poema Nº 87

Na Plataforma,
Minha Vida
Se transforma;
O Ouro Negro
É meu Emprego
Em Alto Mar.

Perto do Poço
Desde quando
Era moço,
Na Sonda eu vejo
O meu desejo
Se realizar.

Na Aeronave
Vou voando
Feito ave,
Para chegar
Nesse lugar
E trabalhar

Depois folgar
E voltar
Para o lar;
Rever Netinha,
A Esposa minha
A me esperar.

Depois voltar
Quando a Folga
Acabar:
Nova quinzena,
A mesma cena
Em Alto Mar...

Mas gosto disso!
Esse tipo
De Serviço
Faz-me viver
Tendo prazer
De trabalhar!

Sei que entender
É difícil
Pra quem ler
Esse Poema
Com esse tema
Do Alto Mar

Mas não faz mal;
Eu não sou
Imortal.
Só escrevi
Porque senti
Algo a chamar...

Pus no papel
Esses versos,
Fui fiel.
O que escrevi
Eu decidi
Compartilhar.

Pois trabalhar
Nessa Sonda
No Alto Mar
É a minha Vida
Que é bem vivida
Se eu Embarcar!

José Ricardo Gonçalves
10/07/2009 às 21:58
Restaurante Via Rio
Rodoviária Novo Rio
Rio de Janeiro-RJ

E, como se os problemas com os "velhos Poços Offshore (Marítimos)" não bastassem, ainda tive que encarar um outro "terrível desafio", que foi a Perfuração de um Poço em Terra, num lugar chamado Barra do Furado, no Norte Fluminense. O único Poço "onshore" em toda a Bacia de Campos, mas que não seria um "Poço Produtor de Petróleo", e sim um "Poço Ecológico", ou seja, feito para descarte de águas oleosas, efluentes dos processos de separação de fases oleosas na Planta de Processos de Cabiúnas!!!

Tecnologia totalmente diferente de tudo o que eu sabia fazer, foi extremamente trabalhosa e ingrata a fase dos "projetos" e "planejamento" desse Poço na "Barra do Furado"!!!

Por outro lado, cheguei a passar duas semanas junto a essa Sonda, que foi, por sinal, a única experiência que tive com um Poço de Petróleo que não ficava em Alto Mar!!!

O Trabalho de Engenharia de Petróleo nesse Poço não foi difícil. Mas, na Função de Engenheiro Fiscal, mais de 80% do tempo era dedicado para que não faltasse nada da "infra-estrutura", já que, naquela Sonda em Terra, não havia as infra-estruturas de lavanderia, hospedagem e instalações sanitárias que fazem parte de uma Plataforma de Petróleo, além de que, não existindo Poços em Terra na Bacia de Campos, foi necessária uma grande e utilíssima ajuda da Unidade de Produção do Norte Capixaba, que possui diversos Poços em Terra na Região de São Mateus-ES!!!

Desse modo, muito mais do que realizar o Trabalho com o Poço, eu também tinha que "cobrar" várias vezes por dia os serviços de troca e lavagem de roupa dos alojamentos, lavagem de macacões de trabalho, e até mesmo cobrar diariamente o caminhão "limpa-fossa", já que a remoção de tais detritos era necessária todos os dias!!!

Totalmente desacostumado com tal tipo de trabalho, que numa Plataforma de Petróleo acontece automaticamente, além de existirem os setores específicos para execução dos mesmos, nas Plataformas OffShore. Além disso, tais infra-estruturas, em Regiões onde já existem os Poços em Terra há mais tempo, também funcionam praticamente de forma automática, ou seja, no padrão, no "default"...

E foi no Boteco "Tremendão", do Beto e do Miro, em Macaé-RJ, que, na hora do almoço, escrevi o Poema Nº 88:

POEMA AO 9-BRF-1D-RJ – UM POÇO ECOLÓGICO SEM PETRÓLEO – Poema Nº 88

Que barra que eu estou enfrentando
Co'esse Poço que foi perfurado
Para descarte d'água oleosa
Nessa Sonda em Barra do Furado!

Projeto Urgente!!! É "para ontem"!!!
Corpo Técnico todo engajado.
Todos trabalham corretamente,
Mas nem sempre vem o resultado...

Estou aqui prá desabafar...
Porque disso tudo estou cansado!
Cansado de ser sempre o culpado
Pelas coisas que têm dado errado!

Eu não sou perfeito nem sou "santo"...
O que eu preciso é ser ajudado!
Sei que isso tudo é muito difícil...
Mais ainda... quando criticado!!!

Vamos, gente boa, trabalhar!!!
Nosso Grupo foi designado!
Cada um fazendo sua parte,
O pesado fardo é aliviado!!

Isso tudo que estou escrevendo
Pode ser "mal interpretado".
Saibam, contudo, que o que eu não quero
É sentir-me só... desamparado...

Vamos, meus Amigos de Projeto!!!
Pois, o Grande Beneficiado
É a Natureza Ambiental,
Com o Poço em Barra do Furado!!!

José Ricardo Gonçalves (Ricardinho)
Na hora do almoço na Lanchonete "Tremendão", dos Amigos Miro e Beto
Por volta das 13:00 de 08/01/2010

Até que, no início de 2010, voltei aos Embarques nas Plataformas de Petróleo!!! Novamente, "de volta do paraíso"!!!

Novos Sonhos Internacionais e, desse modo, Netinha e eu viajamos pelo Leste Europeu, em 2010, passando por Budapeste (Hungria), Bratislava (República Eslovaca), a maravilhosa Vienna (Áustria), Praga e Ceski-Krumlov (República Tcheca), Dresden, Berlim e Potsdam (Alemanha) e algumas cidades interessantes na Polônia, tais como Krakóvia, Varsóvia, e também as incríveis e tristes emoções dos campos de concentração de Auschwitz e Birkenau...

E, em 2011, foi a vez de Dubai e Jordânia, países onde Netinha e eu passamos uma semana em cada um, sendo que, nos Emirados Árabes Unidos, além do Dubai, também estivemos em Abu-Dhabi, Sharjah e Ajman!!! E, na Jordânia, além da Capital Amã, visitamos alguns Castelos dos Tempos das Cruzadas, além do deserto Wadi Run (que relembra o famosíssimo Lawrence da Arábia) e a famosíssima Petra, que é a Cidade Encravada nas Rochas, Patrimônio da Humanidade, uma das Sete Maravilhas do Mundo Moderno!!!

E, por motivos diversos, alheios à nossa vontade, Netinha e eu só voltamos a viajar pelo Exterior em 2015 (Índia). Em 2012, conhecemos a única Capital Brasileira que eu ainda não conhecia até então: Palmas-TO!!! Fizemos um belíssimo Passeio de Eco-Turismo no Parque Estadual do Jalapão, no Estado do Tocantins!!!

Por outro lado, nesse exato momento, ainda estou "devendo" prá Netinha rever Campo Grande-MS, Macapá-AP, Porto Velho-RO e Rio Branco-AC, que são as únicas Capitas dos Estados Brasileiros que Netinha ainda não conhece...

O início de 2011 também foi marcado por um acontecimento "prá lá de especial"!!! O Prêmio Rozini de Excelência da Viola Caipira, que me foi conferido na Categoria "Sites", pelo meu site www.boamusicaricardinho.com!!!

Foi uma sensação indescritível estar em Belo Horizonte-MG, no Minas Centro, na noite de 18/01/2011, no Palco, com excelentes Músicos Caipiras, do quilate de Sérgio Reis, "Cacique e Pajé", "Zé Mulato e Cassiano", Léu (da Dupla "Liu e Léu"), Saulo Laranjeira, "Célia e Celma", "Pininha e Verinha", "Juliana Andrade e Jucimara", Índio Cachoeira, Ademar Braga, Levi Ramiro, Chico Lobo, Sérgio Penna, Fabíola Mirella, Téo Azevedo, e muitos outros!!!

E, voltando ao Samba e Choro, também entre 2010 e 2011, surgiu um excelente Grupo Musical chamado "Palafita", em Macaé-RJ, sendo que alguns Músicos desse conjunto também eram integrantes do Bico da Coruja!!!

Apesar de terem gravado um belíssimo CD, e com excelente Qualidade Musical, o Grupo Palafita, infelizmente não durou muito tempo... Mas, posso dizer, faz parte da História da nossa Boa Música Brasileira!!!

Nesse ano de 2011, jantando na Churrascaria "Fogo na Brasa", onde o Grupo Palafita se apresentava, escrevi o Poema Nº 89:

AO GRUPO PALAFITA – Poema Nº 89

Fogo na Brasa
Palafita
Fogo na Fita
Espalha brasa
Espelha a brisa
No pára-brisa
E o mar tem brisa...
Me martiriza
Em Macaé,
Mas, qual é?
Vôo atrasa...
Fico de fogo
No "Fogo Na Brasa"
Sistema me arrasa...
Mas, Palafita
Me "ressuscita"
Com Samba e Choro
De emoção eu chóro...
Páro a escrita...
Para ouvir Música bonita
Tocada pelo Grupo
Palafita,
Espalhando brasa
No "Fogo Na Brasa"!

José Ricardo Gonçalves (Ricardinho)
Na Churrascaria "Fogo Na Brasa" – Macaé-RJ
01/11/2011

Por problemas meteorológicos, e por medida de Segurança, o meu Vôo de Helicóptero para a Plataforma de Petróleo havia sido transferido para o dia seguinte. Desse modo, foi necessária a hospedagem em Macaé-RJ e, coincidentemente, nessa noite, o Grupo Palafita animava com Boa Música Ao Vivo, a Churrascaria "Fogo Na Brasa", que também não durou muito tempo, apesar de ter sido um bom restaurante no gênero...

2010 e 2011 foram anos relativamente tranquilos!!!

CAPÍTULO

15

O Conturbado Ano De 2012

Ainda tive que voltar a passar mais um período em terra, em regime administrativo, que foi em 2012. No entanto, embora difícil, esse período foi "menos sofrido" pois a Nova Estrutura criada estava bem melhor, além de que, dessa vez, eu soube da escala com boa antecedência!!!

E, curiosamente, esse período de trabalho em terra de 2012, durou 4 meses, em vez dos 6 meses programados...

Mas o motivo foi realmente terrível...

Entre 2011 e 2014, Netinha e eu passamos por diversos percalços do destino, com 4 falecimentos na Família minha e também de Netinha...

A Mãe de Netinha havia falecido em Agosto de 2011 e, poucos meses depois, em Novembro do mesmo ano, um Irmão de Netinha, nosso Compadre Joselito, já que a segunda filha dele é nossa afilhada, também teve que ser internado e foi diagnosticado "mieloma múltiplo", que é pior do que leucemia, já que não tem nem mesmo a possibilidade do Transplante de Medula Óssea... O irmão de Netinha passava a ser dependente de hemodiálises, já que o funcionamento dos rins tinha sido afetado...

E, além de tudo isso, a simultaneidade com que tanta coisa foi acontecendo...

Em Santos-SP, minha Mãe estava com o "mal de Alzheimer" cada vez mais avançado, necessitando de cuidados e atenção cada vez maiores e, surpreendentemente, meu Pai também acabou tendo problemas no intestino e, após duas cirurgias, veio a falecer, no dia 05/11/2012, com 78 anos de idade...

Minha Mãe não chegou nem a saber que havia ficado viúva, tal era o grau avançado do mal de Alzheimer e a perda de memória cada vez mais crítica...

Sendo eu filho único, Netinha e eu tivemos que estar presentes "full-time" para cuidar tanto dos meus Pais, como também do Irmão de Netinha, o Joselito, que estava ficando cada vez pior e cada vez mais desenganado...

E, no caso do Joselito, este era o único Irmão de Netinha que residia na Grande São Paulo. O restante dos Irmãos e Irmãs de Netinha residem na Região Nordeste!!!

O Segundo Semestre de 2012 e o início de 2013 foi marcado por essas tragédias simultâneas até o falecimento de minha Mãe, no dia 12/01/2013, no dia seguinte ao dia em que ela havia completado 81 anos...

Tanto meu Pai como a minha Mãe faleceram na Santa Casa de Santos-SP, o mesmo hospital onde eu nasci...

E, apesar da extrema fragilidade e das hemodiálises, Joselito, o Irmão de Netinha, ainda conseguiu uma "sobrevida" até Janeiro de 2014... Ele inclusive esteve presente nos funerais de meu Pai e minha Mãe...

Enquanto estava no período de regime administrativo no segundo semestre de 2012, a Gerência do setor onde eu trabalhava sabia da situação de minha Mãe e do Joselito, Irmão de Netinha.

Também continuavam as Negociações para a minha Tão Sonhada Transferência para a Bacia de Santos, com ênfase também no fato de que a mesma Cidade de Santos-SP era onde meus Pais residiam e, desse modo, se eu já estivesse na Bacia de Santos, estaria muito mais perto para cuidar de meus Pais, do que a quase 700 km de distância, no Norte Fluminense...

E, conforme já comentei antes, no auge dos problemas de minha Mãe e do Irmão de minha Esposa, foi que meu Pai teve que ser internado para as duas cirurgias no intestino... Isso, em Outubro de 2012...

Como, então, que duas pessoas, eu e Netinha, poderíamos "estar em três lugares ao mesmo tempo"? Em outras palavras: como cuidar do Compadre Joselito, da minha Mãe e, agora, do meu Pai? Já que, Ancião internado, requer a presença de um parente ou amigo de confiança durante a internação no hospital...

Desse modo, o período de trabalho em terra acabou tendo que ser cancelado dois meses antes do combinado e eu tive que passar diversos dias em Santos-SP, cuidando de meus Pais, tomando conta das Enfermeiras que cuidavam de minha Mãe, além dos cuidados com o Irmão de Netinha, na Zona Leste da Capital Paulista!!!

E, nesses dias, na Cidade de Santos-SP, eu também tive importantíssimos contatos, pessoalmente, com o Gerente Oni Arruda Figueiredo, um Grande Amigo e Profissional que fez de tudo o que foi humanamente possível para que a Tão Sonhada Transferência para a Bacia de Santos pudesse acontecer, já que, afinal de contas, já faziam 6 anos que eu vinha "negociando", além de que eu já tinha 27 anos de trabalho na "velha" Bacia de Campos!!!

"Mestre" Oni veio a ser o meu Gerente Setorial quando finalmente a Tão Sonhada Transferência se concretizou!!! Lembrando que esse Sonho ainda demorou mais um pouquinho para ser realizado... Só em Setembro de 2013 foi que a Minha Tão Sonhada Transferência começou a se concretizar!!!

Ainda havia "pedras no caminho"... Com o falecimento de meu Pai em Novembro de 2012 e o falecimento de minha Mãe em Janeiro de 2013, a "grande trabalheira" passou a ser com a "burrocracia" dos Inventários, além de que Joselito, o Irmão de Netinha, continuava "desenganado" e inspirando inúmeros cuidados...

Aliás, acho que entendi a razão pela qual esse tipo de Documentação Póstuma se chama "Inventário"!!! Quando a gente pensa que já encaminhou toda a documentação, sempre aparece mais alguma coisa e sempre se tem algo mais para fazer... Ou seja, sempre se "inventa" mais alguma coisa... Por isso, o nome "Inventário"...

E, teoricamente, sendo eu filho único, o Inventário de meus Pais foi, teoricamente, o "mais fácil e mais rápido possível", só que, mesmo assim, durou cerca de 14 meses para ser concluído!!!

Voltei aos Embarques, sendo que, mais uma vez, foi negada a minha Transferência para a Bacia de Santos, mesmo sabendo que a Região estava em Expansão, novos Poços, novos Campos no Pré-Sal, mas, mesmo assim, a "velha" Bacia de Campos insistia em não querer me liberar...

O "milagre" começou a acontecer no Segundo Semestre de 2013!!!

Com as "Paradas de Produção" que acontecem periodicamente em Plantas de Produção, em Plataformas Fixas, as Atividades em Poços de Petróleo não podem acontecer simultaneamente nas mesmas Plataformas, devido à limitação de número de leitos, camarotes e vagas de Salvatagem (Baleeiras) disponíveis!!!

Desse modo, nesse Segundo Semestre de 2013, a Bacia de Campos estava "emprestando" Engenheiros para reforçar outras Regiões e, nesse caso, conforme eu já vinha negociando há mais de um ano, consegui fazer meu Primeiro Embarque nas Águas da Bacia de Santos, apesar de ter sido em "caráter de empréstimo"!!!

Foi assim que, "transbordando de felicidade", compareci, no dia 23/09/2013, à Base de Pré-Sal na Cidade de Santos, para saber melhor as "coordenadas"... Realizei no dia 24/09/2013 a Reunião Pré-Embarque e, no "histórico" dia 25/09/2013, meu Primeiro Vôo de Helicóptero para uma Sonda do Pré-Sal, na Bacia de Santos, nesse caso, o NS-32 (NS = Navio-Sonda)!!!

E, como continuou por mais tempo a "Parada de Produção" nas Plataformas Fixas da "velha" Bacia de Campos, foi oferecido para mim que meu próximo Embarque fosse novamente em "caráter de empréstimo" na Bacia de Santos, dessa vez no NS-36, em Outubro de 2013!!!

Quando esse Segundo Embarque nas Águas da Bacia de Santos me foi oferecido, foi, sem dúvida uma grande alegria, um momento de bastante euforia!!! Foi como "perguntar se o macaco quer banana"!!!

CAPÍTULO 16

Bacia De Santos!!! Pré-Sal!!! Sonho Realizado!!! Meus Anos Mais Felizes Em Termos Profissionais!!!

E foi entre esses dois Maravilhosos Embarques, no NS-32 e no NS-36, que aconteceu o "Mobiliza 2013", que foi um processo de Transferências realizado nesse ano pela Empresa, pois a Petrobras via a necessidade de crescimento em diversas Regiões que estavam em expansão e necessitando de novos Profissionais!!!

Pelo "Mobiliza 2013", um Gerente não poderia se negar a fornecer (liberar) um Profissional para outra Região, caso isso não significasse uma "perda de mais do que 10% da Força de Trabalho" do respectivo Setor!!!

E foi assim que, após esses dois Maravilhosos Embarques, eu tirei um período de Férias em Novembro de 2013 (as quais já haviam sido previamente marcadas seis meses antes) e, durante esse Maravilhoso Período de Férias, foi que eu fiquei sabendo que finalmente havia se Concretizado a Minha Tão Sonhada Transferência para a Bacia de Santos!!!

Um Sonho que parecia impossível finalmente se tornava Realidade!!!

E, foi durante esse Segundo Embarque nas Águas da Bacia de Santos, a bordo do NS-36, que eu escrevi o "Acróstico" abaixo o qual eu considero como o meu Melhor Poema!!! Pelo menos, é o Mais Feliz de todos!!!

E, em se tratando de um "Acróstico", observe que a primeira letra de cada verso, lida na vertical, forma uma nova frase, que é importantíssima!!!

ACRÓSTICO OFF-SHORE – Poema Nº 90

Maravilha no Mar a várias milhas!!!
Inacreditável, após sete anos, seis meses e alguns dias...
Nasce em mim uma nova Esperança!!!
Hoje eu ganho novas Energias...
Afinal é como voltar a ser Criança...

Transformar um Grande Sonho em Realidade
Realmente é algo que não tem preço!!!
Agora tenho a devida Qualidade
No que se chama Qualidade de Vida!!!
Sei que essa Recompensa eu mereço
Face a toda uma vida bastante sofrida,
Enfrentei discórdias durante muitos anos
Resisti ao máximo o quanto pude...
Ênfase, porém dei aos meus planos
Na ânsia de deixar aquele lugar tão rude...
Como Criança, eu volto a sonhar!!!
Infantil eu sou??? Podem até insinuar...
Afinal, se eu não sonhar, como posso meu Sonho realizar?

Paro e penso... Agora chegou minha vez!!!
A Tão Sonhada Liberação (por que não dizer, Libertação?)!!!
Rezei bastante... Pedi sempre em Oração...
Até que me vi... No NS-32 e no NS-36!!!

A ver Navios eu estou, mas no bom sentido!!!

Boletins e Relatórios diversos,
Agora escrevo em verso e prosa...
Comparando com a realidade tragicômica, jocosa,
Inevitáveis espinhos, os mais perversos,
Advertem-nos ao longo de todo pé de rosa...

Difícil de entender para quem lê...
E tão difícil, como a fala, para o bebê...

Se escrevo e não consigo explicar...
Afinal é porque não é nada fácil...
Nem em prosa nem em verso consigo transmitir...
Tanta emoção que vejo de mim transbordar...
O que aqui versifiquei é apenas um prefácio...
Só o começo de belíssima História... Que está por vir...

José Ricardo Gonçalves
Quarta-Feira – 30/10/2013 – às 00:53
Embarcado no Navio-Sonda NS-36 – Nas Águas da Bacia de Santos

Meus Pais faleceram antes de realizarem o Sonho de me verem transferido para a Bacia de Santos...

Nesse final de 2013, o Compadre Joselito, Irmão de Netinha, ainda estava "lutando para viver" e também comemorou a Minha Tão Sonhada Transferência para a Bacia de Santos!!!

Aliás, em meio a tantos problemas de saúde, entre 2012 e 2013, Joselito teve uma "Grande Vontade de Viver" e realizar também outros Sonhos que eram o 15º Aniversário de sua Filha mais nova, que também é nossa Afilhada, além de ter comemorado as Bodas de Prata, no final de 2013...

Foi no dia 25/12/2013 que eu peguei o Helicóptero para a SS-69 (SS = Sonda Semi-Submersível), no meu Terceiro Embarque nas Águas da Bacia de Santos, tendo sido também o Primeiro Embarque com a Transferência já oficializada!!!

E, no dia 22/01/2014, Joselito faleceu, após todos esses meses nos quais ele não perdeu a Esperança, lutando contra esse terrível mieloma múltiplo...

Depois de tudo isso, era hora de "acalmar" e "respirar" um pouco...

Seguiram-se os anos de 2014 e 2015 com diversos Embarques e com Novas e Maravilhosas Tecnologias que eu começava a conhecer!!!

Enquanto que, na "velha" Bacia de Campos, eu cuidava de Intervenção (Manutenção) de "velhos" Poços Produtores, sempre que ocorriam problemas e/ou quedas na Produção dos mesmos, na Bacia de Santos eu começava a aprender Perfuração, atividade essa que eu só havia conhecido teoricamente durante o Curso em Salvador-BA, em 1984!!!

Foi o período de Maior Realização Profissional que eu vivi em toda a minha Carreira de Engenheiro de Petróleo!!!

Os 3 Melhores Anos da minha Vida Profissional, na Ativa!!!

Realizei um total de 24 Embarques pela Bacia de Santos, com bastante Aprendizado e "encantado" com novos Conhecimentos que fui adquirindo com essas novas Tecnologias de Perfuração, nos Poços do Pré-Sal!!!

O Ambiente de Trabalho foi realmente o melhor que conheci em toda minha Carreira Profissional!!!

Foram exatos três anos, já que eu me apresentei pela primeira vez, para o Embarque no NS-32, no dia 23/09/2013, e "pendurei as chuteiras" no dia 23/09/2016, uma Sexta-Feira, início da Primavera!!!

Tenho maravilhosas Recordações desses que foram os Três Melhores Anos de toda a minha Carreira Profissional na Engenharia de Petróleo e não tenho palavras para expressar minha Gratidão aos Gerentes Oni Arruda

Figueiredo e José Eduardo Garcia, pois, sem eles, jamais teria realizado esse Sonho e jamais teria conhecido o que considero a Parte Mais Bonita de Toda a Petrobras: A Tecnologia do Pré-Sal!!!

Após os 24 Embarques que realizei nas Águas da Bacia de Santos, também tive que passar por um período em terra, mas dessa vez foi em Santos-SP, minha Cidade-Natal, no EDISA (o Edifício de Santos, onde funciona a Base de Operações do Pré-Sal), no Bairro Histórico do Valongo, junto ao Centro da Cidade de Santos-SP!!!

Nesse bairro histórico, predomina o delicioso cheirinho do Café Torrado, oriundo de diversos armazéns, já que é através do Porto de Santos que sai do Brasil o seu Principal Produto de Exportação!!!

Em termos de Viagens, Netinha e eu fizemos, em Dezembro de 2013, a Viagem de Trem de Belo Horizonte-MG até Cariacica-ES, na famosíssima Estrada de Ferro Vitória-Minas, que, ao que consta, é o único trem de passageiros de linha que ainda opera no Brasil... E no Espírito Santo, Netinha e eu conhecemos um pouquinho da Região Serrana Capixaba, que é muito bonita, porém, pouco divulgada...

Esse período também foi marcado por algumas Viagens pelo Brasil em locais já conhecidos, e que Netinha e eu sempre fazemos questão de revisitar, já que temos Amigos diversos e também são locais que costumam realizar corridas das quais Netinha também gosta de participar. Dentre esses locais, faço questão de citar Curitiba-PR, Brasília-DF e Belo Horizonte-MG!!!

E, em Dezembro de 2014, Netinha e eu visitamos o Piauí, onde passamos 3 dias na Capital Teresina-PI (eu revendo e Netinha conhecendo) e uma semana em Parnaíba-PI, onde conhecemos o Paraíso Ecológico que é o Delta do Rio Parnaíba!!! O Piauí é um Estado riquíssimo em belíssimas paisagens e merecia melhor divulgação em termos de Eco-Turismo!!!

Ah, sim!!! Novos Sonhos Internacionais foram Realizados também nesse período!!! Em Setembro de 2015, Netinha e eu estivemos na Índia, onde conhecemos inclusive o Taj-Mahal!!! E, em Outubro de 2017, Netinha e eu estivemos na China, e também em Hong-Kong e Macau!!! A primeira Viagem Internacional depois de Aposentado!!! Com a visita à Grande Muralha, Netinha e eu "completamos a coleção" das Sete Maravilhas do Mundo Moderno:

Cristo Redentor – Corcovado – Rio de Janeiro-RJ;

Macchu-Picchu – Peru;

Cichén-It-Zá – Império Maia – México;

Coliseu – Roma – Itália;

Petra – Jordânia;

Taj-Mahal – Agra – Índia;

Grande Muralha – China.

Além de que, Netinha e eu também não esquecemos a nossa Primeira Viagem Cruzando o Oceano, em 1992, na qual conhecemos as Pirâmides de Quéops, Quéfren e Miquerinos, no Vale de Ghizé, a menos de 15 km do Cairo, no Egito!!! Desse modo, além das Sete Maravilhas do Mundo Moderno, Netinha e eu também pudemos conhecer a Única Maravilha do Mundo Antigo que ainda existe!!!

Ainda existem diversos Sonhos Turísticos que Netinha e eu queremos realizar e estão "em projeto"!!! Tanto no Brasil, que é enorme, de dimensões continentais, como também no Exterior!!! Quanto mais a gente viaja, mais a gente quer conhecer novos lugares e novas Culturas!!!

Viagem, a meu ver, é um dos "Melhores Investimentos" que podemos fazer por nós mesmos, em termos de aprendizado e bem viver!!!

Mesmo que a Viagem não seja para "tão distante", sempre pode existir um lugar interessante a poucos quilômetros de onde residimos. E, mesmo que o lugar não seja assim tão interessante, a "mudança de ares" faz bem e deve sempre fazer parte dos projetos!!!

CAPÍTULO

17

Aposentadoria – Uma Nova Etapa

Demorou bastante para "cair a ficha"... Explicando melhor, depois do "Histórico" dia 23/09/2016, durante vários meses, eu ainda "não me sentia Aposentado"...

É inexplicável a "estranha sensação de Liberdade" que a gente adquire de repente... Agora "tenho todo o tempo do mundo", apesar de que, mesmo assim, a gente não tem como evitar certas "simultaneidades" que acontecem...

Apenas para citar um exemplo, Netinha e eu não pudemos assistir ao Concerto no Theatro Municipal de São Paulo-SP com a Sinfonia Nº 7 de Gustav Mahler (Meu Compositor Preferido, conforme já mencionei!!!) por que havíamos sido convidados para o Casamento de um Sobrinho nosso, em Feira de Santana-BA, sendo que nós fomos Padrinhos...

Para nossa "Felicidade", a Sinfonia Nº 7 de Gustav Mahler também foi apresentada em Março de 2018 pela Orquestra Sinfônica do Estado de São Paulo (OSESP) na Sala São Paulo, construída na Histórica Estação Júlio Prestes!!!

Aliás, em se falando do Meu Compositor Favorito, Netinha e eu também assistimos no início de Março de 2018 a uma maravilhosa execução da Sinfonia Nº 8 de Gustav Mahler, no Theatro Municipal de São Paulo-SP!!! E, com a Sétima e a Oitava, nesse início de 2018, agora só falta uma única Sinfonia de Mahler que Netinha e eu ainda não ouvimos ao vivo: A Sinfonia

Nº 3, que é, de todas, a de mais longa duração (1h:40min) também com Coral e Vozes Solistas, além de ter sido concebida em seis movimentos!!!

O mais "engraçado", no entanto, é que, conforme já citei, demorou para "cair a ficha"... Inclusive eu já sonhei dezenas de vezes com Embarques, algo do tipo que ainda faltavam alguns dias para concretizar a Aposentadoria, e também outros Sonhos nos quais acabava realizando novos Trabalhos, como "Free-Lancer", tanto na "velha" Bacia de Campos, como também na Maravilhosa Bacia de Santos!!!

CAPÍTULO

18

Algumas Considerações E Um Pouquinho De "Filosofia"

Pois é... É relativamente fácil narrar o que aconteceu no passado... Porém, é um tanto difícil descrever o Momento Presente, no qual, ainda existem diversos Sonhos que Netinha e eu queremos realizar!!!

É verdade que a renda mensal diminui bastante. Mas, mesmo assim, não posso "reclamar" da Aposentadoria!!!

Vivemos, nesse exato momento no qual escrevo esse capítulo, um momento difícil, porém de Grande Importância na História do Brasil, já que a Operação Lava-Jato, aos pouquinhos, está começando a "passar o Brasil a limpo", como diz sabiamente o excelente Jornalista que é o Boris Casoy!!! E diversos corruptos (e também alguns ainda mais corruPTos) já estão começando a cumprir suas penas no "xilindró", em Curitiba-PR!!!

Que o Grande.·. Arquiteto.·. Do.·. Universo.·. Abençoe e Proteja sempre o Dr. Sérgio Moro!!! Esse Excelente Juiz está "Fazendo a Diferença" no nosso Brasil que, com a Ajuda Divina, continuará tendo sua Bandeira Verde e Amarela cada vez mais Linda!!!

Quero agora compartilhar com o Leitor Amigo um pouquinho de "Filosofia" e "bom humor"...

Algumas frases que já falei ao longo da carreira em diversos momentos:

"Há muito mais segredos entre a Mesa Rotativa e o fundo do Poço, do que sonha a nossa vã Engenharia de Petróleo".

Lógico que se trata de uma Paráfrase sobre a famosa frase, cuja Autoria é atribuída a William Shakespeare: *"Há muito mais segredos entre o Céu e a Terra do que sonha a nossa vã Filosofia"*...

Numa Reunião sobre o andamento das Operações, em 2012, eu citei, "repentinamente" essa frase, de minha autoria:

"Verdadeiramente, a verdadeira menta sábia, sabiamente, não mente"!

Alguns anos depois, conversando com algumas pessoas citei também "de improviso" essa frase, também de minha autoria:

"O caminho das pedras também tem pedras no caminho"!

Conforme comentei, estamos agora no Presente, nesse capítulo desse livro!!!

Se perguntar se eu sou Feliz, eu volto a citar o trecho da Música gravada pelo Odair José (de autoria de Donizette — Versão de George Naiman), "A Noite Mais Linda do Mundo": *"Felicidade não existe / O que existe na vida são momentos felizes..."*

Não posso reclamar!!! Os problemas existem e todos nós os temos e sempre teremos!!! Mas eu considero o saldo como Positivo!!! O número de Momentos Felizes tem sido cada vez maior!!!

A meu ver, parece "utópico" que possamos ter uma "felicidade eterna", sem nenhum momento adverso, sem nenhum problema, e, mesmo que tal coisa pudesse acontecer, parece que também a vida se tornaria "sem graça", não é mesmo?

Volto, nesse exato momento, a me lembrar de alguns bons momentos no Grupo de Jovens da Igreja de Santo Antônio, no bairro onde eu morava, nos idos de 1981, quando alguém perguntava "Por que existem as trevas?", e a resposta que havia sido dada, foi algo desse tipo: "Se não existissem trevas, jamais saberíamos o significado da Luz"...

Por outro lado, "ironicamente", um dos acontecimentos mais felizes de minha Vida, aconteceu pouco tempo depois de um período dificílimo e bastante "conturbado", já que a Tão Sonhada Transferência para a Bacia de Santos só veio a se concretizar cerca de 8 meses depois do falecimento de meus Pais e, quatro meses antes do falecimento do Compadre Joselito, irmão de Netinha...

Parece que "tudo tem um preço"... Mas também, "a devida recompensa pode tardar, mas vem"!!!

Prosseguindo com os Sonhos de Viagens, Netinha e eu continuamos em frente!!! Temos Sonhos Internacionais e, conforme já comentei, o Brasil é grande, em termos territoriais, com dimensões continentais, e, desse modo, ainda existem vários lugares no Brasil que queremos conhecer, além de diversos lugares que queremos rever!!!

Netinha e eu temos Grandes Amigos, por exemplo, em Salvador-BA, Curitiba-PR, Belo Horizonte-MG e Brasília-DF, apenas para citar algumas Cidades!!! São lugares que visitamos com bastante frequência e, em alguns casos, mais do que uma vez no mesmo ano!!!

E, no caso de Curitiba-PR, é a cidade onde fica a InVerso, que é a Editora desse livro!!!

Também faço minha Atividade Física, na Academia que fica bem pertinho de minha casa (apenas dois quarteirões), intercalando Esteira (um pouco de corrida e bastante caminhada) com Musculação!!! Durante os exercícios, com os fones de ouvido, vou ouvindo belíssimas Obras dos Grandes Compositores tais como Beethoven, Mozart, Vivaldi, Tchaikovsky, Brahms, Ravel, Bruckner e Mahler, apenas para citar alguns!!!

Note bem: menciono "Atividade Física", pois, numa palestra sobre o assunto, o palestrante havia comentado que "Quem pratica 'Esporte', na verdade, compete, ou seja, tem metas de chegar em primeiro lugar, vencer, ou pelo menos, aproximar-se cada vez mais dos primeiros colocados", o que não é o caso de quem pratica "Atividade Física", que visa manter-se saudável e em movimento, mas não almeja "premiações", subir no pódium, etc...

Ou seja: Netinha e eu não praticamos Esporte. Praticamos Atividade Física!!!

Netinha, a minha Esposa, gosta bastante de participar de Corridas de Rua, das quais cheguei a participar de algumas. Mas, sinceramente, eu prefiro a Esteira, pois é só "apertar o botão" e correr a quilometragem a minha escolha, sem preocupação com chuva, buraco no asfalto, etc. e tal, além de não perder tempo em filas fazendo inscrição e retirando kits... O tempo de ir retirar um kit e enfrentar as filas é o maior do que o tempo no qual eu intercalo a Esteira e a Musculação, o qual não costuma ser inferior a uma hora e meia, sendo que eu o faço em média 3 vezes por semana!!!

O Violão Clássico também está "trabalhando mais" do que quando eu estava "Na Ativa"!!!

Lembro-me de quando alguns amigos me perguntavam sobre meus Planos de Aposentadoria, ao que eu respondia que meu Sonho é "continuar fazendo tudo que eu sempre gostei de fazer, menos Trabalhar"... De fato, Viajar, praticar Atividade Física, tocar um Instrumento Musical, assistir às Óperas e Concertos Sinfônicos, não tem preço!!!

Ler novos Livros também é Importantíssimo!!!

E, tais metas "não têm fim"... Em outras palavras, não há nenhum lugar no Brasil, nem no Mundo, que, uma vez conhecido, eu possa dizer que esteja "satisfeito com todas as Viagens que já fiz"...

Assim como também não há uma Ópera, Sinfonia, ou Orquestra Sinfônica em qualquer lugar do Brasil e do Mundo, que, após assistir à mesma, eu possa dizer que já tenha "feito tudo o que queria"...

Sempre existem, e acredito que existirão por muito tempo, Novos Sonhos Turísticos e Musicais que Netinha e eu continuaremos querendo Realizar!!!

Nesse final de Outubro de 2018, no momento em que a Editora InVerso iniciava a diagramação e a edição desse livro, Netinha e eu concluímos nossa mais recente Viagem Internacional, que, dessa vez foi pela Oceania: Nova Zelândia e Austrália!!!

Viagem essa que teve início no dia 08/10/2018 e o retorno ao Brasil se deu no dia 27/10/2018!!!

Estivemos em Auckland, Rotorua, Queenstown, Fiorde Milford Sound e Christchurch, na Nova Zelândia. E, na Austrália, estivemos em Melbourne, Cairns (onde vimos um "pedacinho" da Grande Barreira de Corais) e Sydney!!!

Desnecessário dizer que o que mais gostei em Sydney foi a Ópera House... Não deu para assistirmos a nenhum Concerto e a nenhuma Ópera, pois, conforme já comentei, não se consegue ingresso com menos de um mês de antecedência, em Salas de Concerto desse "quilate"!!!

Como "Prêmio de Consolação", Netinha e eu fizemos a visita guiada à Sydney Opera House e, nessa visita a esse Maravilhoso Complexo de Teatros, vimos no Concert Hall o Maestro Holandês Edo De Waart ensaiando a Orquestra, no Segundo Movimento da Sinfonia Nº 104 de Haydn!!! A mesma estava programada para o Concerto nos dias 25, 26 e 27/10/2018, juntamente com a Nona Sinfonia de Beethoven...

Curiosamente, saímos do Brasil um dia depois do primeiro turno e retornamos um dia antes do segundo turno.

Votamos logo depois que voltamos!!!

E, Graças ao Grande.·. Arquiteto.·. Do.·. Universo.·., os resultados das Eleições desse ano foram os melhores possíveis, de um modo geral, principalmente o Presidente da República, que foi Eleito com Dignidade!!!

Também estou feliz, pois, dos 6 candidatos nos quais votei, 5 deles foram Eleitos!!! Lógico que tenho o nome de todos anotados, pois eu vou acompanhar o trabalho e, se necessário "cobrar" o que foi prometido, apesar de que estou consciente de ter feito boas escolhas nesse ano e desejo tudo de bom e um Excelente Trabalho aos que foram Eleitos!!!

Estou esperançoso por um Brasil bem melhor a partir de agora!!! O Brasil tem potencial!!!

E, conforme comentei, novos sonhos de Viagens continuam existindo!!! Netinha e eu continuamos tendo inúmeras metas para o presente e para o futuro.

Tenho também como meta não parar jamais de "exercitar o Cérebro", principalmente agora que, de um certo modo, "não tem ninguém me cobrando"... Desse modo, toda vez que vou a algum lugar onde eu saiba que vou ficar "muito tempo esperando" por alguma coisa (Aeroporto, Rodoviária, Banco, Consultório Médico, etc.), eu levo comigo um "Sudoku", que é um "passatempo" de Raciocínio Lógico com Números, e de origem japonesa!!! Depois que conheci o "Sudoku", praticamente não fiz mais Palavras Cruzadas, já que eu gostei bem mais desse passatempo nipônico!!!

Também gosto de jogar Xadrez e, aos poucos, estou voltando a praticar esse jogo, com o qual até já ganhei duas medalhas, nos tempos de "Coração de Estudante", no SENAI...

É Importantíssimo e Gratificante ser um Aposentado Ativo, ou seja, não necessariamente trabalhar, ou "fazer bico", mas intensificar as Atividades que já gostava de fazer antes!!!

É de suma e fundamental importância a gente jamais se "acomodar"...

Em suma: Encerrei um "Ciclo" com "Chave de Ouro", no dia 23/09/2016 e, no mesmo instante, abri com "Chave de Ouro" um Novo Ciclo!!!

Ainda há muito a dizer, sem dúvida!!!

Com a Ajuda do Grande.·. Arquiteto.·. Do.·. Universo.·., tenho Fé e Acredito que muita coisa bonita ainda poderá ser contada num Futuro Próximo!!!

Como eu menciono no final do meu Poema Nº 90 ("Acróstico Offshore") acredito que o Presente Momento seja:

"Só o começo de belíssima História... Que está por vir..."

Em outras palavras, quando me perguntam *"Qual foi o Dia Mais Feliz de Minha Vida"*, eu respondo que *"O mesmo ainda está para acontecer"*!!!

E, conforme comentei antes, narrar o passado é fácil, enquanto que narrar o presente é difícil, pois a coisa está acontecendo!!! Sob esse prisma, narrar o futuro, é impossível, não é mesmo? Pelo menos eu não sou nenhum "clarividente"...

Essa História não termina por aqui...

Acredito que ainda tem muita coisa bonita para acontecer!!!

Se pretendo escrever um "Volume Dois" desse livro, também não sei... Fica no "suspense"...

Deixo, nas próximas páginas, algumas das fotos mais significativas na Vida de Netinha e Ricardinho, até o presente momento!!!

E, se Deus quiser, novas belíssimas fotos deverão ser batidas no futuro!!!

E, se o Leitor Amigo tiver gostado desse livro, recomende aos Amigos e "Cumpadres"!!!

Porém... Se não tiver gostado... Recomende-o então aos "inimigos"...

ALGUMAS FOTOS

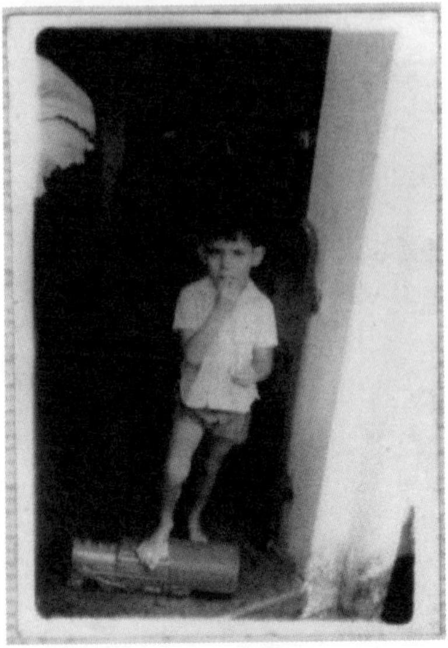

Ricardinho (5 anos de idade) com o "trem", no Natal de 1966, na casa da Avó Materna, no Morro de São Bento, em Santos-SP.

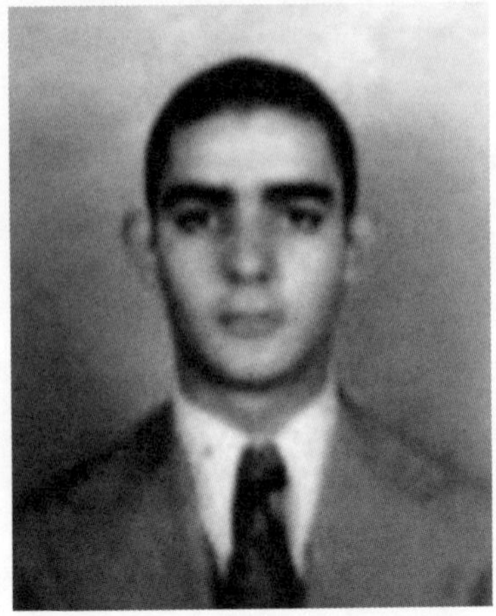

Ricardinho, careca, no início de 1979, antes de completar 18 anos de idade, após o "trote", quando da matrícula na Escola de Engenharia Mauá. "Orgulho" de estar com a "cabeça raspada", já que poucos acreditavam nessa aprovação no Vestibular!

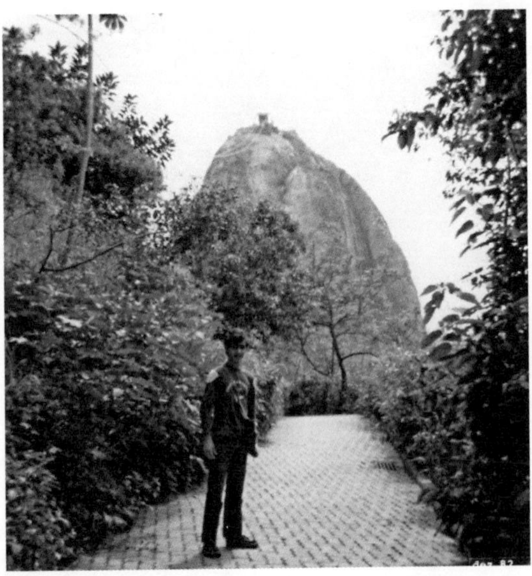

A primeira Viagem de Ricardinho ao Rio de Janeiro, em Dezembro de 1982. Na Urca, vendo-se, ao fundo, o Pão de Açúcar. Foi também a primeira vez que Ricardinho viajou sozinho e conheceu o Transporte Aéreo.

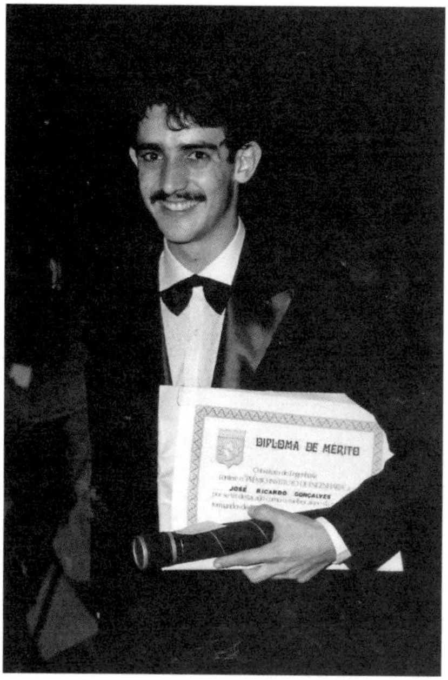

A Formatura do Engenheiro Químico Ricardinho, pela Escola de Engenharia Mauá, no Palácio das Convenções, no Anhembi, em São Paulo-SP, no dia 11/04/1984.

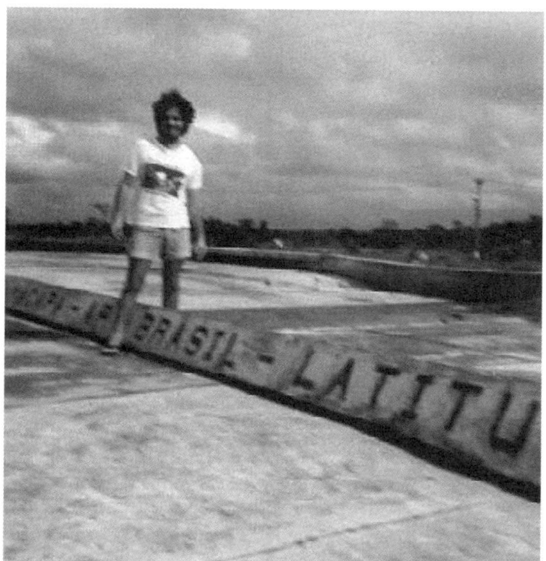

Em Macapá-AP, em Maio de 1987, no "Marco Zero", destacando a linha do Equador. Com o pé esquerdo no Hemisfério Norte e o pé direito no Hemisfério Sul.

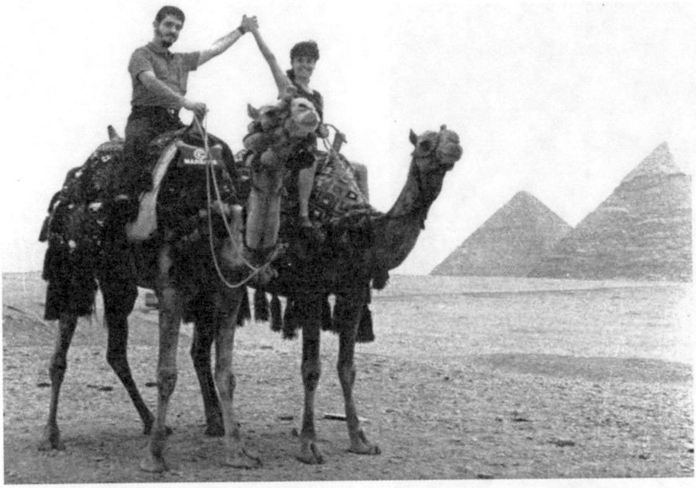

No Vale de Guizé, a aproximadamente 10 km do Cairo, no Egito, em Maio de 1992, na primeira Viagem de Netinha e Ricardinho cruzando o oceano: ao fundo, a cerca de 1 km de distância, as Pirâmides de Quéops e Quéfren. Trata-se de uma das típicas fotos, montado no camelo, que são típicas e características do Turismo no Egito! A temperatura estava acima dos 40 °C, típica do Deserto do Sahara!

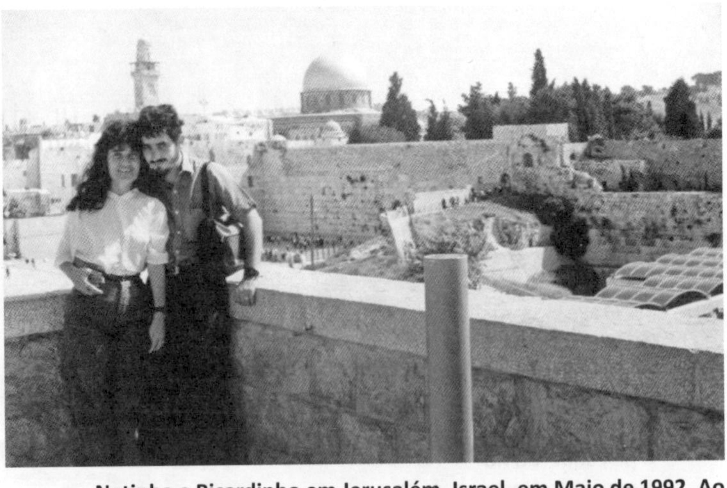

Netinha e Ricardinho em Jerusalém, Israel, em Maio de 1992. Ao fundo, o Muro das Lamentações, no Bairro Judeu. E, mais ao fundo, a Mesquita de Omar, no Bairro Muçulmano.

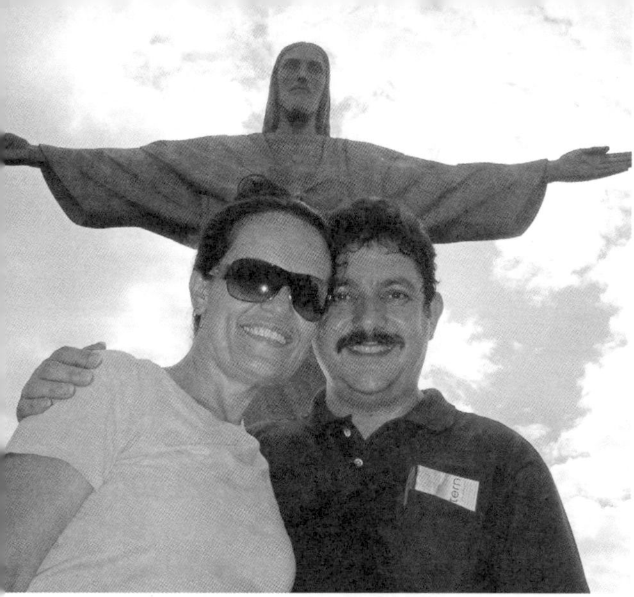

Netinha e Ricardinho no Rio de Janeiro-RJ em 2009. Ao fundo, o Cristo Redentor, no alto do Corcovado. Uma das Sete Maravilhas do Mundo Moderno!

Netinha e Ricardinho no Parthénon, a Acrópole, em Athenas, Grécia, em Maio de 1992. Egito, Israel e Grécia foi nossa primeira Viagem cruzando o oceano, que foi um dos nossos maiores Sonhos Internacionais!

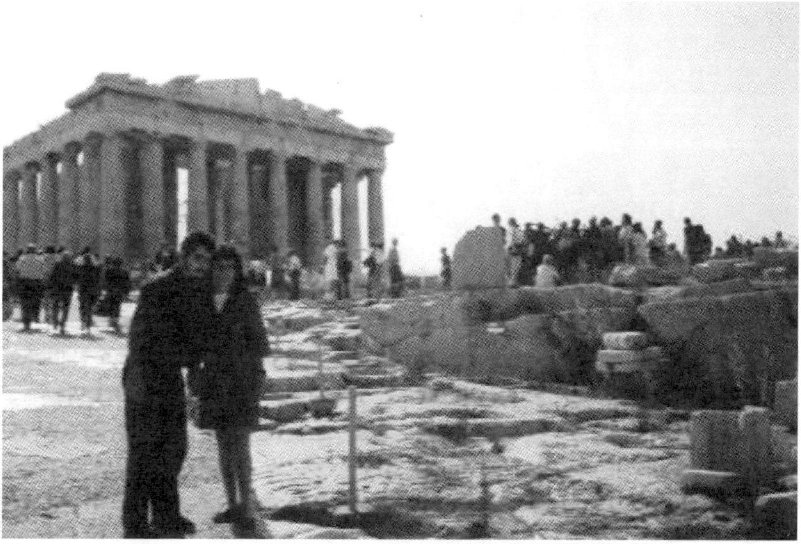

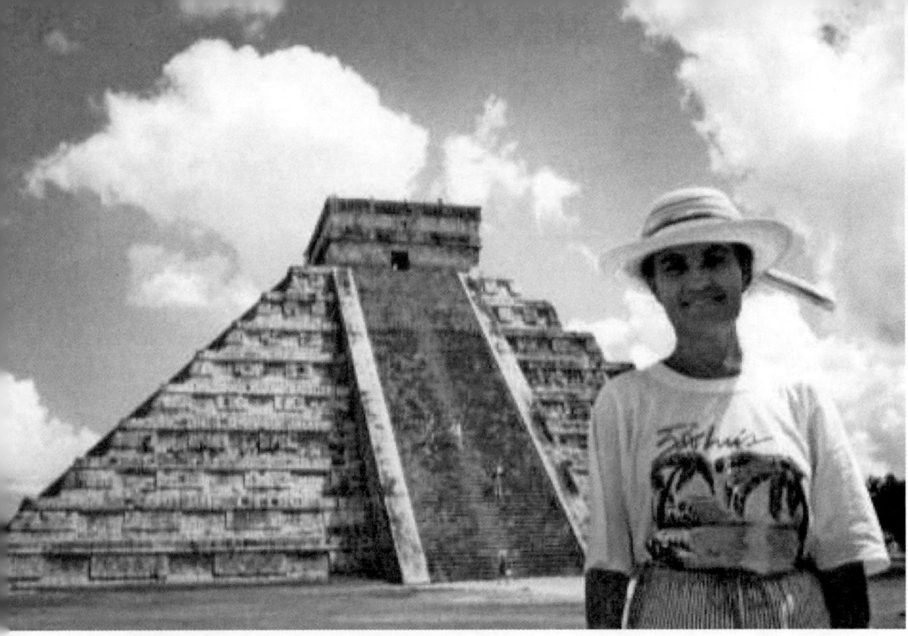

Netinha no México, no Estado de Yucatán, em 1993, tendo ao fundo a Pirâmide-Calendário Maia, com 91 degraus em cada uma das 4 faces! Também é uma das Sete Maravilhas do Mundo Moderno!

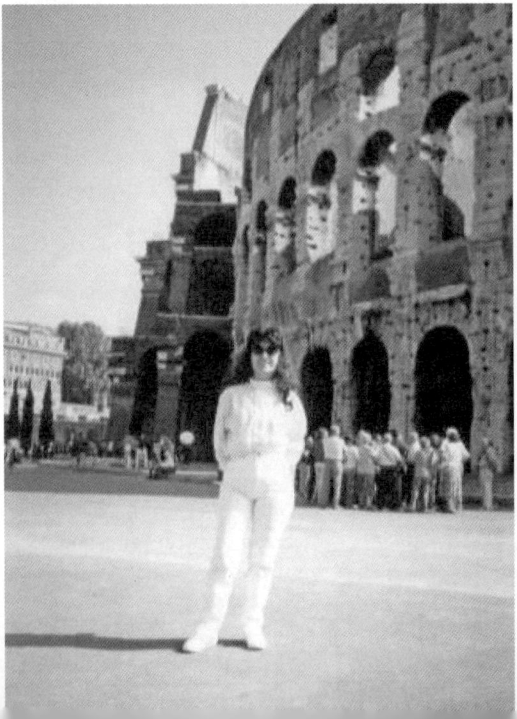

Netinha em frente ao Coliseu de Roma, também uma das Sete Maravilhas do Mundo Moderno, em Maio de 1994, na Itália. Foi nesse ano que Netinha e Ricardinho realizaram a Viagem de 45 dias pelo Grande Circuito Europeu, conhecendo um *"pot-pourri"* de 13 países do "Velho Continente"!

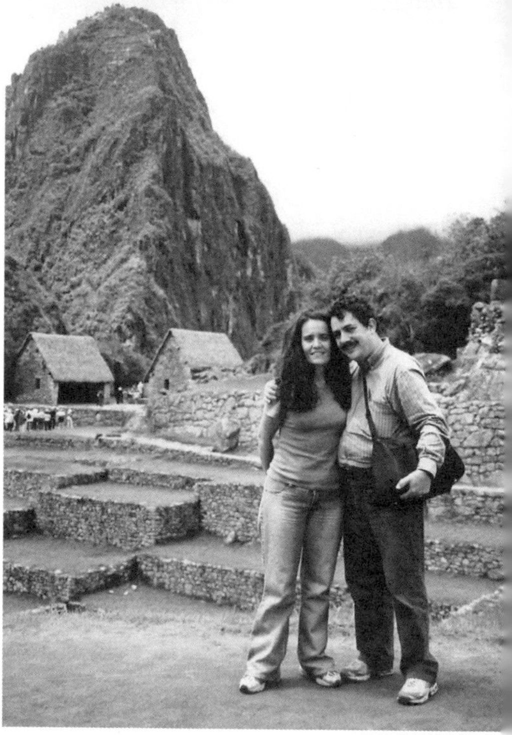

Netinha e Ricardinho em Macchu-Picchu, a Cidade Perdida dos Incas, no Peru, em Outubro de 2004 e que também é uma das Sete Maravilhas do Mundo Moderno! Lembrando que era a minha segunda viagem ao Peru e a primeira de Netinha. É notável podermos dizer que, quando visitamos um Patrimônio Arqueológico, não vamos para "aprender alguma coisa", mas, na verdade, acabamos nos dando conta do "quão ignorantes nós ainda somos" no meio de tanta coisa desconhecida e tanto mistério ainda a ser desvendado!

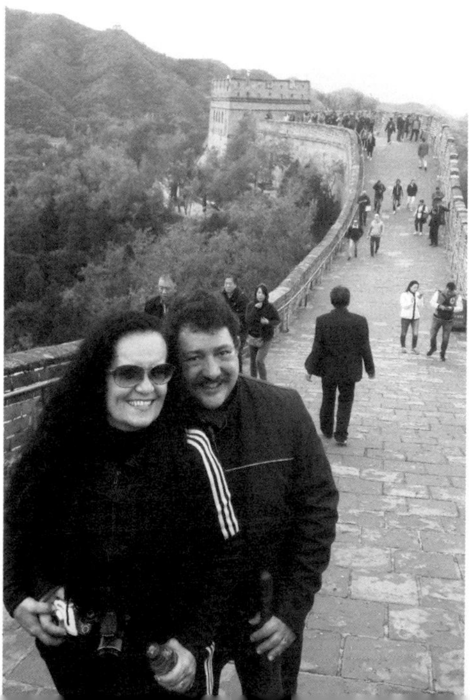

E, próximo a Pequim (Beijing), na China, um "pedacinho" da Grande Muralha, que é também uma das Sete Maravilhas do Mundo Moderno. Netinha e Ricardinho realizaram essa Viagem em Outubro de 2017! Não dá prá ficar "em cima do muro"...

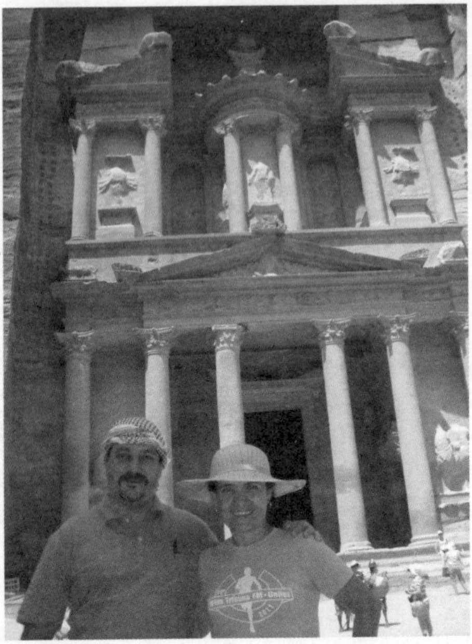

Na Jordânia, a Cidade de Petra, dos Nabateus, esculpida nas rochas, em Junho de 2011. Também é uma das Sete Maravilhas do Mundo Moderno!

Na Índia, o famosíssimo Taj-Mahal, na cidade de Agra, em Setembro de 2015! Uma das mais lindas entre as Sete Maravilhas do Mundo Moderno! Netinha e Ricardinho, em trajes típicos, relembrando um "Marajá" e sua "Esposa Preferida"...

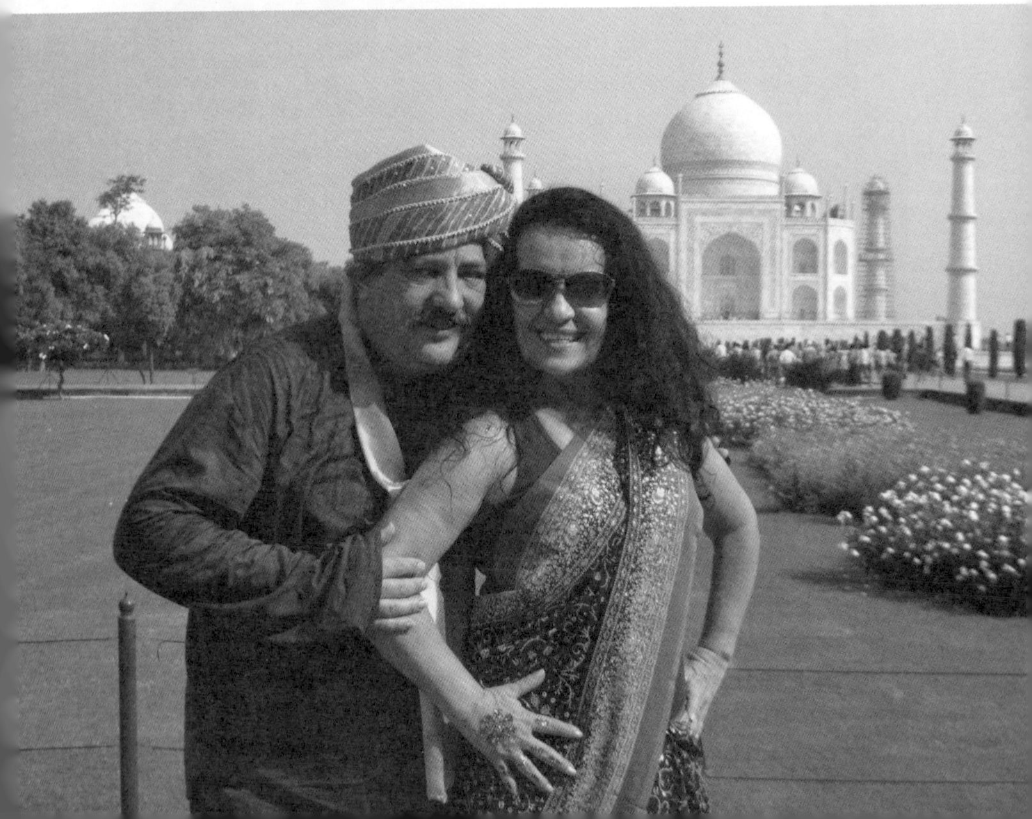

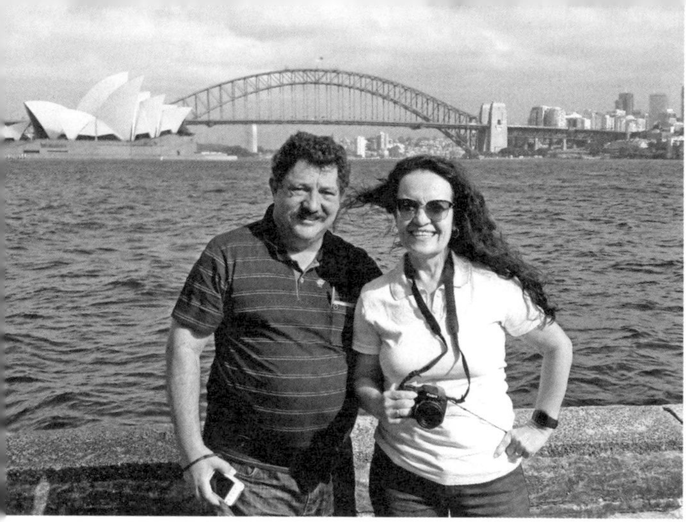

Netinha e Ricardinho em Sydney, na Austrália, no dia 24/10/2018: ao fundo a Opera House e a Ponte da Baía de Sydney.

E, finalmente, não poderia jamais deixar de mostrar uma foto num dos locais de Trabalho que eu mais gostei: O Navio-Sonda NS-29, operando nos Poços do Pré-Sal, nas Águas da Bacia de Santos! Foto de Março de 2015! O Maravilhoso Ambiente de Trabalho, o Companheirismo, as Novas Tecnologias, e também o Reconhecimento, foram apenas alguns dos diversos fatores que fizeram de Setembro de 2013 até Setembro de 2016 os meus Três Anos Mais Felizes e de Maior Realização, em toda a minha Carreira de Engenheiro de Petróleo!!!

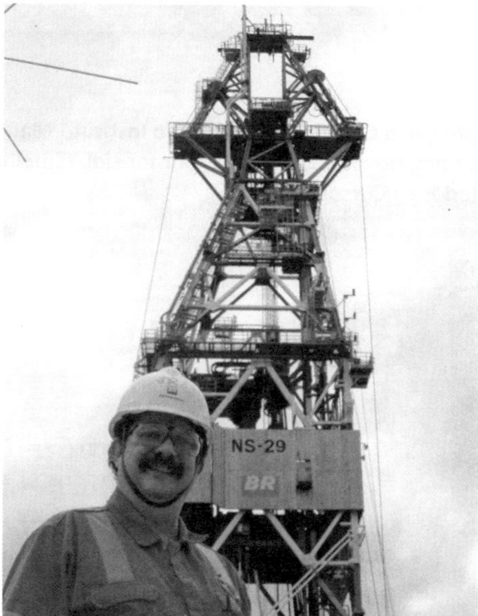

E, nas páginas seguintes, alguns "escaneios":

Abaixo, o Certificado do Prêmio Escola de Engenharia Mauá, conferido a mim, no dia 11/04/1984, por ter sido o melhor aluno especificamente na Engenharia Química.

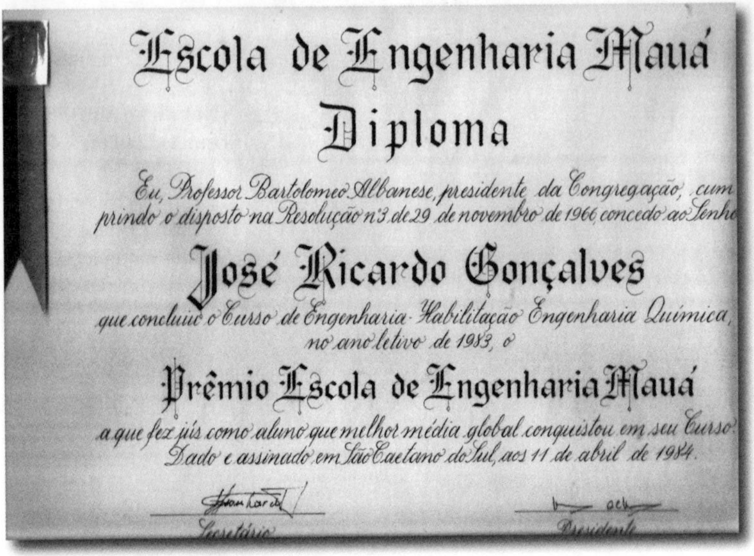
Escola de Engenharia Mauá

Diploma

Eu, Professor Bartolomeo Albanese, presidente da Congregação, cum
prindo o disposto na Resolução nº 3 de 29 de novembro de 1966, concedo ao Senh

José Ricardo Gonçalves

que concluiu o Curso de Engenharia Habilitação Engenharia Química,
no ano letivo de 1983, o

Prêmio Escola de Engenharia Mauá

a que fez jús como aluno que melhor média global conquistou em seu Curso.
Dado e assinado em São Caetano do Sul, aos 11 de abril de 1984.

Secretário Presidente

Abaixo, o Certificado do Prêmio Instituto Mauá de Tecnologia, conferido a mim, no dia 11/04/1984, por ter sido o melhor aluno dessa Turma, em todos os Cursos.

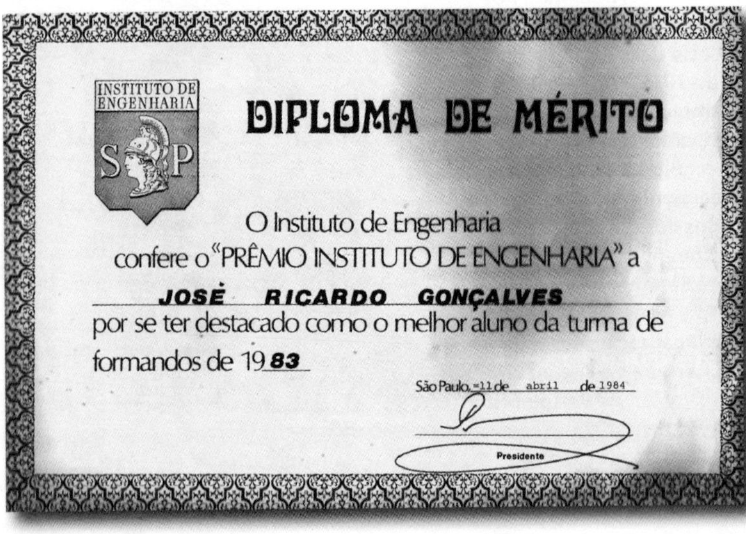
INSTITUTO DE ENGENHARIA
S P

DIPLOMA DE MÉRITO

O Instituto de Engenharia
confere o "PRÊMIO INSTITUTO DE ENGENHARIA" a
JOSÉ RICARDO GONÇALVES
por se ter destacado como o melhor aluno da turma de
formandos de 1983

São Paulo, 11 de abril de 1984

Presidente

Abaixo, a primeira das 12 páginas da carta manuscrita que eu havia escrito aos meus pais, em Março de 1992, a qual pode ter sido de fundamental importância para que eles aceitassem a Netinha como minha Esposa.

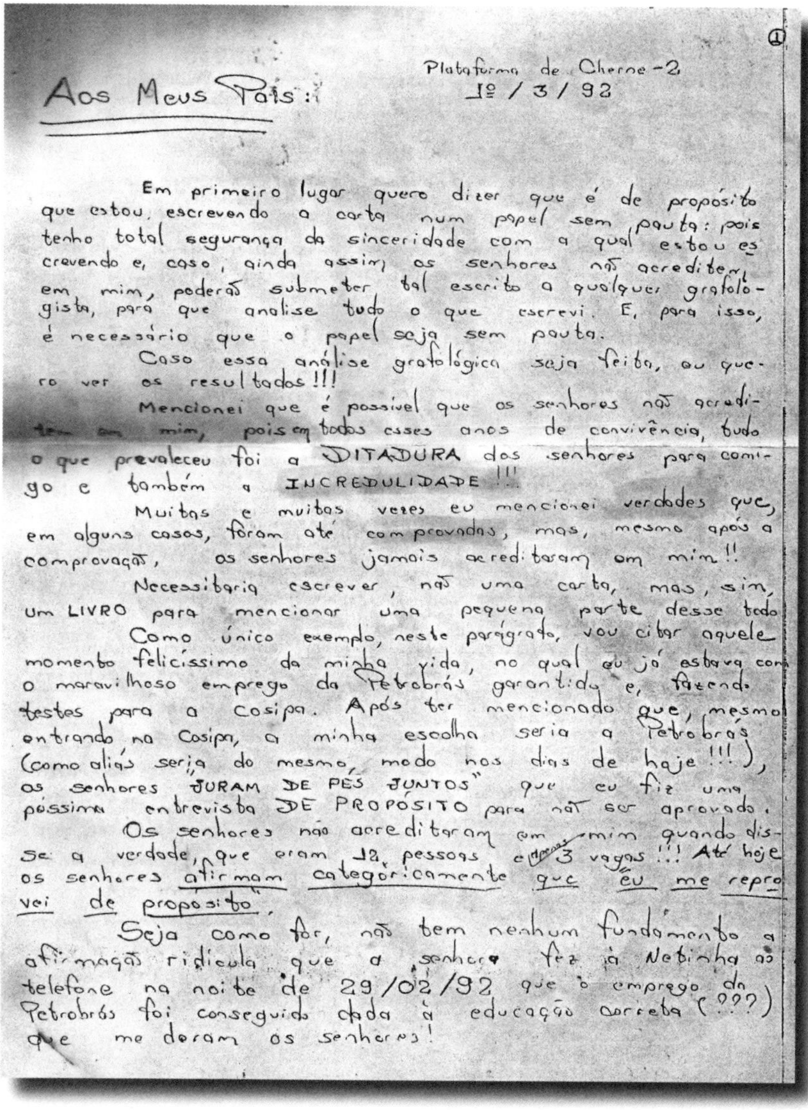

①

Plataforma de Cherne-2
1º / 3 / 92

Aos Meus Pais:

Em primeiro lugar quero dizer que é de propósito que estou escrevendo a carta num papel sem pauta: pois tenho total segurança da sinceridade com a qual estou escrevendo e, caso, ainda assim os senhores não acreditem em mim, poderão submeter tal escrito a qualquer grafologista, para que analise tudo o que escrevi. E, para isso, é necessário que o papel seja sem pauta.

Caso essa análise grafológica seja feita, eu quero ver os resultados!!!

Mencionei que é possível que os senhores não acreditem em mim, pois em todos esses anos de convivência, tudo o que prevaleceu foi a DITADURA dos senhores para comigo e também a INCREDULIDADE!!!

Muitas e muitas vezes eu mencionei verdades que, em alguns casos, foram até comprovadas, mas, mesmo após a comprovação, os senhores jamais acreditaram em mim!!

Necessitaria escrever, não uma carta, mas, sim, um LIVRO para mencionar uma pequena parte desse todo.

Como único exemplo, neste parágrafo, vou citar aquele momento felicíssimo da minha vida, no qual eu já estava com o maravilhoso emprego da Petrobrás garantido e, fazendo testes para a Cosipa. Após ter mencionado que, mesmo entrando na Cosipa, a minha escolha seria a Petrobrás (como aliás seria do mesmo modo nos dias de hoje!!!), os senhores "JURAM DE PÉS JUNTOS" que eu fiz uma péssima entrevista DE PROPÓSITO para não ser aprovado.

Os senhores não acreditaram em mim quando disse a verdade, que eram 12 pessoas e apenas 3 vagas!!! Até hoje os senhores afirmam categoricamente que eu me reprovei de propósito.

Seja como for, não tem nenhum fundamento a afirmação ridícula que a senhora fez à Netinha ao telefone na noite de 29/02/92 que o emprego da Petrobrás foi conseguido dada à educação correta (???) que me deram os senhores!

O Troféu e o Certificado do Prêmio Rozini de Excelência da Viola Caipira, no dia 18/01/2011, no Minas Centro, em Belo Horizonte-MG.

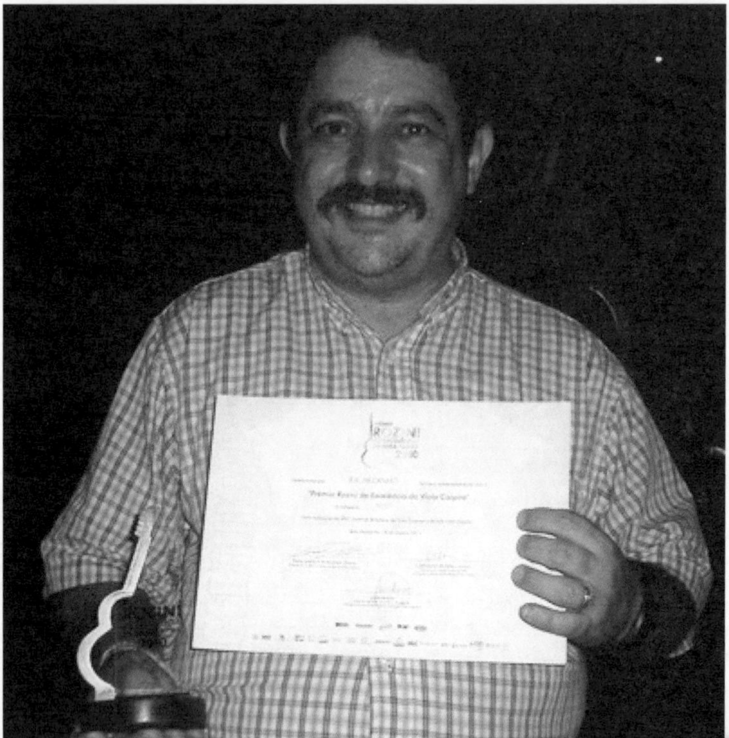

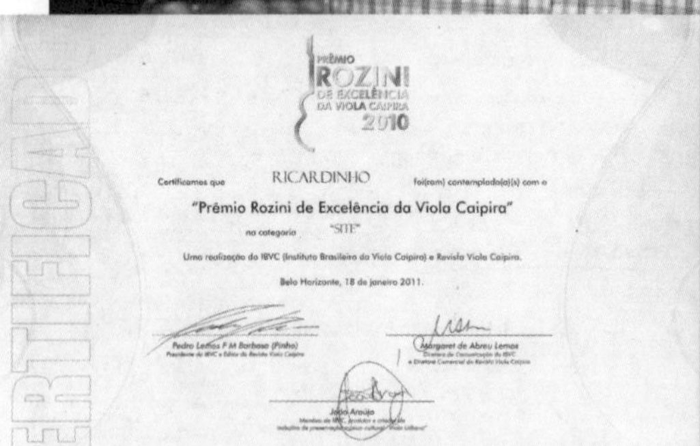

CERTIFICADO

PRÊMIO ROZINI DE EXCELÊNCIA DA VIOLA CAIPIRA 2010

Certificamos que RICARDINHO foi(ram) contemplado(a)(s) com o

"Prêmio Rozini de Excelência da Viola Caipira"

na categoria "SITE"

Uma realização do IBVC (Instituto Brasileiro da Viola Caipira) e Revista Viola Caipira.

Belo Horizonte, 18 de janeiro 2011.

Pedro Lemos F M Barbosa (Pinho)

Margaret de Abreu Lemos

João Araújo

IBVC

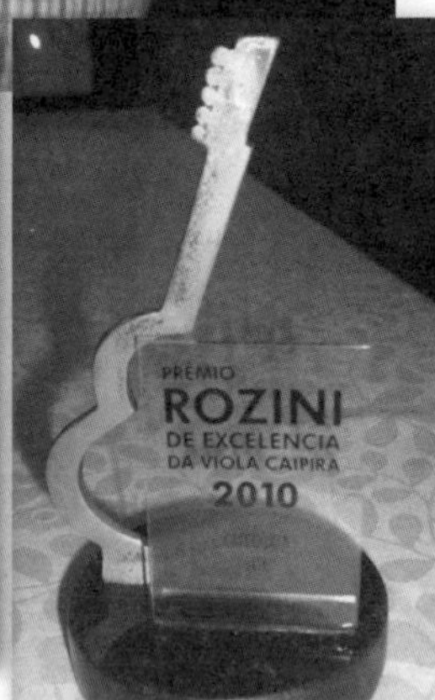

A Placa-Homenagem que me foi concedida pelos Gerentes José Eduardo Garcia e Oni Arruda Figueiredo, quando do Encerramento da minha Carreira (com "Chave de Ouro") no dia 23/09/2016:

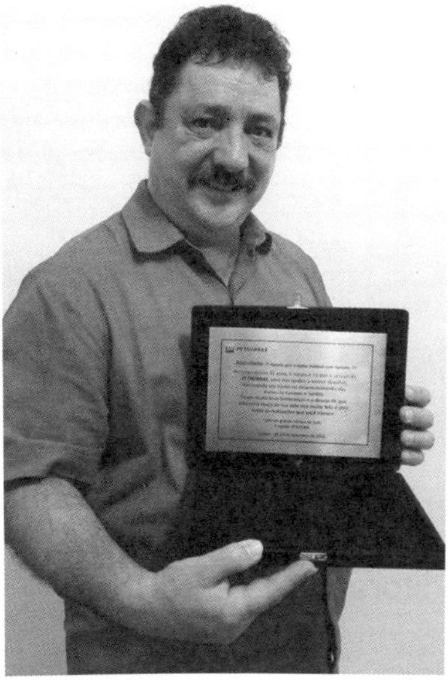

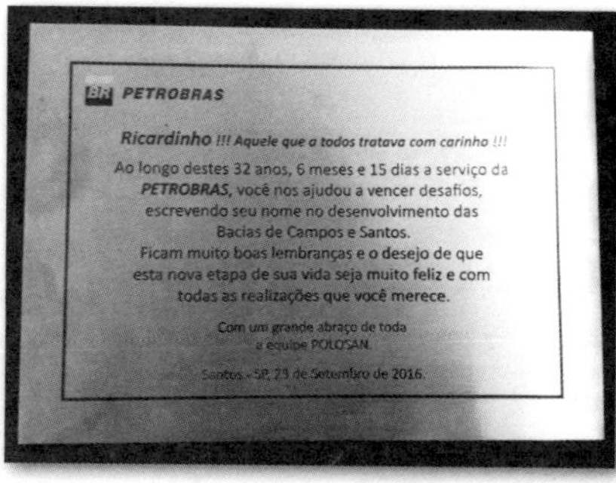

PETROBRAS

Ricardinho !!! Aquele que a todos tratava com carinho !!!

Ao longo destes 32 anos, 6 meses e 15 dias a serviço da *PETROBRAS*, você nos ajudou a vencer desafios, escrevendo seu nome no desenvolvimento das Bacias de Campos e Santos.
Ficam muito boas lembranças e o desejo de que esta nova etapa de sua vida seja muito feliz e com todas as realizações que você merece.

Com um grande abraço de toda
a equipe POLOSAN.

Santos - SP, 23 de Setembro de 2016.

Este belíssimo Retrato de Ricardinho, o autor desse livro, foi feito pelo "Cumpadre" Luiz Viola (Antonio de Mello) de Bauru-SP em Novembro de 2009

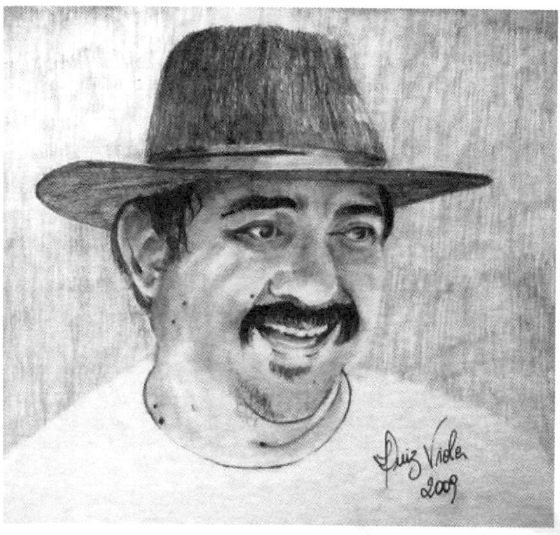

www.editorainverso.com.br
facebook.com/editorainverso
@editorainverso
(+55 41) 3254-1616 e 3538-8001